# HOMÉO FEMME

Dans la collection « HOMÉOGUIDE » :

HOMÉOGUIDE

Dr J.-M. Tétau, Dr M. Levrat, Dr C.-A. Pigeot, Dr P. Setiey

HOMÉOSTRESS

Dr Gérard Pacaud

HOMÉOBÉBÉ

Dr Thierry Joly

HOMÉOMINCEUR

Dr Max Tétau

HOMÉOENFANT

Dr Thierry Joly

Photo de couverture : Fotogram-Stone

Dr C.A. PIGEOT • Dr J.M. TÉTAU

# HOMÉO FEMME

L'homéopathie au féminin - syndrome prémenstruel - grossesse - ménopause tout savoir pour un bien-être quotidien

COLLECTION
HoméoGuide

SIMILIA

HACHETTE

# AVANT-PROPOS

## LES AUTEURS

Le docteur **Charles-André Pigeot** est lyonnais, petit-fils de médecin homéopathe, président de la Société d'Homéopathie de la région Rhône-Alpes et secrétaire de la Confédération internationale des Sociétés d'Homéopathie et de Biothérapie.
Pour le Dr Pigeot, l'homéopathie est avant tout *« le respect et la compréhension de chaque patient »*.

Le docteur **Jean-Manuel Tétau**, fils et petit-fils de médecins homéopathes, est à la fois pharmacien et médecin, ancien Interne des Hôpitaux de Paris. Il est Directeur d'enseignement à la Société médicale d'Homéopathie et de Biothérapie et préside l'Association homéopathique pour la Recherche et l'Expérimentation clinique en Homéopathie.
Il affirme : *« Je crois à l'homéopathie, comme je crois aux progrès de la science. »*

## POURQUOI *HOMÉOFEMME* ?

Puberté, grossesse, accouchement, ménopause, la vie de la femme est jalonnée d'événements qui vont bien plus loin que de simples stades physiologiques. La femme est le réceptacle de la vie, le cocon naturel où grandit le futur bébé, elle doit être apte à le nourrir, à l'allaiter ensuite. Mais elle doit, bébé grandissant, savoir retrouver sa place de **femme**, se sentir bien dans sa peau. Plus tard, elle aura d'autres passages à gérer, la ménopause par exemple. Si la vie physiologique et psychologique de la femme peut ainsi faire l'objet, étape par étape, d'une conduite thérapeutique spécifique, c'est bien à cause de son intensité et de son importance. Le corps de la femme subit tout au long de la vie des transformations profondes et signifiantes.
En dehors des maladies qui peuvent survenir, les femmes ont donc besoin d'une **aide thérapeutique** tout simplement pour mieux vivre les grands moments de leur vie. Alors, pourquoi l'homéopathie ?

Tout d'abord, et ce n'est pas la moindre des raisons, parce que l'homéopathie est une **médecine totale**, qui envisage chaque patiente dans sa globalité et sa personnalité. Cette adaptation à chaque individu est un facteur de sérénité. La femme qui, chez son médecin, a pu prendre le temps d'exposer ses symptômes, voire ses craintes, et s'est ainsi sentie écoutée, se rend compte que les médicaments qu'elle va prendre sont ceux qui lui conviennent, à elle, réellement.

Ensuite, l'homéopathie est une **médecine non violente**, sans toxicité, respectant le principe d'Hippocrate, *primum non nocere*, d'abord ne pas nuire. Elle ne lutte pas, comme l'allopathie, directement sur le germe microbien par exemple, mais permet plutôt à l'organisme de réagir par lui-même, donc de sortir de l'aventure renforcé.

Enfin, n'en déplaise à ses détracteurs (qui ne sont parfois pas totalement innocents), elle est **efficace**.

## L'HOMÉOPATHIE, UNE AUTRE MÉDECINE

L'homéopathie est véritablement une médecine de la vitalité. En effet, la vie et la santé ne sont que la résultante d'un équilibre maintenu au fil des jours. Que surviennent un certain nombre d'agressions, surmenage, stress, épidémie, le déséquilibre s'installe. L'homéopathie intervient alors pour **stimuler les possibilités naturelles** de l'organisme à lutter contre ce déséquilibre, et la guérison intervient parce que le corps a réussi à **éliminer la maladie.**

En cela, l'homéopathie s'oppose à l'allopathie, qui neutralise l'agent agresseur mais ne fait pas appel aux défenses de l'organisme. On ne sait donc pas, en fait, si ce dernier sera ultérieurement capable de résister à une nouvelle agression. Par contre, les rechutes sont rares après un traitement homéopathique : dans ce cas, l'organisme se retrouve, en quelque sorte, plus fort après la maladie qu'avant.

L'homéopathie est basée sur trois grands principes :

- la loi de similitude,
- l'infinitésimalité,
- la globalité.

## ■ *La loi de similitude*

Nul n'ignore aujourd'hui le nom de **Samuel Hahnemann**, médecin qui, au XVIIIème siècle, posa le principe selon lequel un produit (extrait végétal, animal, minéral) qui, ingéré à forte dose, produit certains symptômes, guérit ces mêmes symptômes à dose infinitésimale.
D'ailleurs, rendons à César… Les fondements de la pratique homéopathique remontent à Hippocrate, père de la médecine moderne, dont Hahnemann avait étudié les travaux.
Hahnemann se désolait du **peu d'efficacité des traitements** de l'époque et de la difficulté qu'il éprouvait à soulager les patients. En dehors de la pratique quotidienne, il s'intéressait à la **toxicologie** (effets nocifs de certaines substances sur l'organisme). Pressentant que, dans l'action des substances toxiques sur l'organisme, se trouvait peut-être une nouvelle façon de soigner, Hahnemann décide courageusement de pratiquer certaines expérimentations sur lui-même. Il choisit l'écorce de quinquina, alors remède classique des fièvres. Et là, stupeur : ayant absorbé des doses importantes de quinquina, il ressent les **mêmes symptômes que les malades** à qui, justement, on **prescrit ce médicament**.

Là réside le génie d'Hahnemann : devant cette corrélation dont il pressent l'importance, il se demande si, à l'inverse, une substance produisant certains symptômes chez une personne en bonne santé ne pourrait pas **guérir un malade souffrant de ces mêmes symptômes ?**
Hahnemann se lance alors dans une série d'expérimentations pour lesquelles il met à contribution son entourage et ses disciples. Il prend une foule de notes, procède à des classements, et, en même temps, il commence à traiter ses malades en appliquant cette relation de cause à effet dont il entrevoit la constance. En 1796, dans sa première publication, il énonce le fameux **principe de similitude** en se souvenant des travaux d'Hippocrate qui le confortent dans sa conviction.

Le principe de la similitude peut s'énoncer en trois propositions :

• Toute substance active sur le plan physiologique provoque chez un individu sain et sensible certains **symptômes** caractéristiques de cette substance.

Prenons l'exemple du café ou, plus exactement de la caféine qu'il contient, dont chacun sait qu'elle provoque une accélération du rythme cardiaque qui peut aller jusqu'aux palpitations. Parallèlement, on observe chez le sujet sain une stimulation de l'élimination urinaire et une certaine nervosité. Ces signes facilement observables sont appelés *symptômes*. Ils sont en fait la manifestation (peu grave dans le cas présent) d'une **certaine agression** – ici une intoxication par la caféine, de la famille des alcaloïdes – que subit l'organisme.

• La **maladie** provoque chez un individu un ensemble de symptômes dits « **morbides** » qui, pour le praticien, caractérisent cette maladie. *Symptômes morbides* veut dire que la personne ne se sent plus, n'agit plus tout à fait comme d'habitude ; elle perçoit des **changements, généralement sources de malaise**, par rapport à son état normal. Par exemple, quand on a la grippe, on est courbatu, on a mal à la tête, on frissonne, on est anormalement fatigué, on a l'esprit embrumé... cinq manifestations nettement ressenties par le malade qui sont autant de symptômes.

**• La grande découverte de l'homéopathie est le fait qu'une substance produisant, chez un individu sain, des symptômes – expérimentaux – semblables aux symptômes morbides d'un malade amène la guérison de celui-ci si elle est prescrite à dose faible ou *infinitésimale.***

## ■ *L'infinitésimalité*

Une dose infinitésimale est obtenue par **dilutions successives** de la substance. Aux dilutions élevées, on ne retrouve plus de trace mesurable de ladite substance. Hahnemann avait eu l'idée de ces dilutions progressives dans le but de diminuer la toxicité des substances. À sa grande surprise, il a constaté que les **effets bénéfiques** sur le malade se maintenaient **malgré la dilution croissante** des produits. Et même que ces effets bénéfiques **augmentaient avec la hauteur de dilution**. À condition, cependant, de respecter une technique bien particulière, employée encore aujourd'hui, notamment les phases dites de dynamisation de la substance consistant à soumettre la solution à de vives secousses.

Il faut souligner ici que l'homéopathie n'est pas simplement une médecine par les plantes. Les substances qu'elle utilise,

si elles sont toujours issues de la nature, appartiennent aussi bien au règne animal que végétal ou minéral. Quant aux solvants, ils sont adaptés à la substance elle-même. L'alcool est très souvent employé et, si on se heurte à un caractère insoluble du produit, on le triture alors avec du lactose pour en faire une poudre très fine. Tout cela dans le respect de règles très strictes.
La **hauteur** (taux) de dilution est exprimée par le fameux « CH » précédé d'un nombre. CH représente la **première dilution centésimale hahnemanienne** c'est-à-dire la première dilution à un volume pour cent. On prélève ensuite une goutte de cette première dilution et on la mélange avec quatre-vingt-dix-neuf gouttes d'eau distillée ce qui donne la **seconde dilution centésimale** ou 2 CH, etc. Inutile de dire qu'on aboutit très vite à des dilutions énormes. Dès la douzième, dans les données actuelles de la science, il n'existe plus de chance de trouver trace du produit initial.
Cette technique, entraînant la disparition de toute molécule de la substance initiale, est à l'origine des violentes critiques que l'on connaît contre l'homéopathie. Encore aujourd'hui, malgré le nombre sans cesse croissant des utilisateurs et des prescripteurs, il est des soi-disant rationalistes pour se gausser (mais sont-ils si désintéressés que cela ?) au nom de la science expérimentale.

Pourtant, chercheurs et praticiens ne cessent de rapporter les preuves de l'efficacité des médicaments homéopathiques. Des expériences de plus en plus précises, grâce aux techniques modernes d'investigation, confirment l'efficacité biologique de ces très hautes dilutions.
En 1988, les travaux du professeur Jacques Benveniste sur la **mémoire de l'eau** (et donc sur la possibilité d'une « empreinte magnétique » du produit dans le liquide) ont ouvert une voie nouvelle aux recherches. Un peu partout dans le monde, d'ailleurs, les résultats obtenus par d'autres chercheurs sont venus appuyer ses thèses qui ont fait, à leur époque, couler tant d'encre. Si la science officielle ne se contente pas des innombrables preuves cliniques et expérimentales de l'efficacité de l'homéopathie, tout simplement parce qu'on ne peut encore démontrer le mode d'action des dilutions dans l'organisme, les malades, eux, sont de plus en plus nombreux à préférer l'homéopathie qui agit sans risque, et le médecin homéopathe qui les considère dans leur individualité propre et dans leur globalité.

### ■ *La globalité*

L'homéopathie intègre, dans son approche du patient, des paramètres qu'ignore la médecine conventionnelle. Elle tient compte de la **totalité de l'individu**, de son physique comme de son mental. L'histoire personnelle du malade, son entourage, ses goûts, ses dégoûts, les circonstances d'aggravation ou d'amélioration des symptômes, ses réactions physiologiques ou psychologiques vues à travers diverses fonctions (respiratoires, sexuelles, digestives, etc.) sont autant d'indices pour aider l'homéopathe à établir son diagnostic.
D'où l'interrogatoire détaillé, comportant des questions qui peuvent parfois paraître bizarres au néophyte, caractéristique de la consultation homéopathique. Et ce sont souvent les petits faits de sa vie qui paraissent dérisoires ou ridicules au malade qui vont faire la joie du médecin homéopathe ! *« Vous dormez les pieds hors du lit ? ». « Vous avez faim la nuit ? ». « Vous rajoutez du sel dans vos aliments ? »*
À la fin de ce dialogue, qui dure le temps nécessaire, le malade sait qu'il a été considéré non comme un « cas », mais comme un individu à part entière. Et le fait d'avoir pu parler en toute confiance de certains problèmes intimes ne peut que renforcer l'efficacité du traitement proprement dit.
L'importance de **l'interrogatoire** explique que, dans chacun des guides de notre collection, chaque médicament soit conseillé pour un type d'individu défini par un certain nombre de caractéristiques.

## LA CONSULTATION HOMÉOPATHIQUE

Le médecin (l'homéopathe est toujours médecin) à l'aide de l'interrogatoire détermine la « constitution » du patient. Pour chacune de ces constitutions, en effet, il existe des constantes physiques et psychologiques et une sensibilité semblable à certaines affections ainsi que des réactions communes à la maladie. L'homéopathie se fonde sur **trois grands types de constitutions**, à l'intérieur desquelles se déterminent ensuite des «portraits» plus affinés :

### ■ *Le type carbonique*

**Trapu**, **solide**, à l'ossature épaisse et aux articulations plutôt raides, la personne carbonique est **calme**, **agréable** et se

**soucie peu de sa santé**. Pourtant, ses points faibles se situent au niveau des **articulations** et de l'**appareil digestif**.

## ■ *Le type fluorique*

Ses **doigts longs** et souvent son **implantation dentaire bousculée** caractérise ce type. Il s'agit d'une personne **intuitive** et parfois **instable**.

## ■ *Le type phosphorique*

**Mince, élancé**, d'apparence **fragile,** le patient phosphorique est souvent **nerveux**, **hypersensible**, **fatigable**. Ses points faibles concernent surtout le système **cardiovasculaire** et le **système nerveux**.

Ces grands types ne sont qu'une première approche de chaque individu. Vous pouvez très bien ne pas vous y reconnaître. Mais, pour le médecin, c'est une première orientation dans son « enquête » destinée à déterminer quel est votre terrain. Ce terrain correspondant à un remède car la particularité de l'homéopathie est justement que le nom de chaque médicament (exprimé d'ailleurs en mots dérivés du latin) est aussi un **nom de terrain**. Ainsi, par exemple, une « PULSATILLA » peut avoir un mari « SULFUR » et un fils aîné « NATRUM MURIATICUM »... (voir le début du chapitre « Portraits » à la fin du livre)
La consultation terminée, le médecin prescrit un ou plusieurs médicaments qui se présentent généralement soit en granules ou globules, soit en teinture-mère. Les granules ou globules, comme d'ailleurs le contenu des ampoules, doivent être gardés quelques secondes sous la langue et non pas avalés : le principe actif passe directement dans la circulation sanguine par une petite artère située sous la langue (prise *perlinguale*).
Pour les bébés, on les donnera dans un peu d'eau minérale.
En général, il est recommandé de prendre les médicaments en dehors des repas, pour une meilleure efficacité, et de diminuer la prise de **thé ou de café** et, traditionnellement de ne pas consommer de produits à base de menthe ou de camphre.
**Les médicaments seront pris plusieurs fois dans la journée en cas de crise aiguë, matin et soir généralement en cas de maladie chronique ou en voie de guérison.**
L'homéopathie n'est pas incompatible avec l'allopathie. Cette dernière agit sur le germe ou sur la cause du trouble et son

efficacité peut donc être renforcée par l'homéopathie qui, elle, améliore le terrain et les défenses naturelles. En cas de grossesse et pour les jeunes enfants, l'homéopathie a l'avantage d'être dépourvue de toxicité et, pour ces derniers, d'être agréable à prendre. Rien de plus facile en effet que de présenter à un petit enfant les granules ou globules comme des « bonbons » !

Question que se posent souvent les patients : l'homéopathie est-elle prise en charge par la Sécurité sociale ? **Oui**, avec certaines réserves. Les **consultations** sont remboursées normalement, comme toutes les consultations de spécialistes. Quant aux **remèdes**, ils sont remboursés mises à part quelques exceptions. Leur prix modique en fait d'ailleurs une alternative que les gouvernements devraient prendre davantage en compte, face à la surconsommation médicamenteuse des Français et au déficit de la Sécurité sociale !

## LES DIFFÉRENTS POINTS DE VUE

Pour que vous ne soyez pas désorientées dans certains cas lors de votre première consultation, il nous paraît utile de rappeler qu'il existe, au sein de l'homéopathie, plusieurs courants auxquels se réfèrent les médecins.

• **Les unicistes**
Ces médecins ne prescrivent qu'un seul remède à la fois. Bien évidemment, cela suppose une très grande compétence quant aux médicaments et à leurs dilutions, puisque le traitement repose sur une seule prescription. Par contre, les résultats sont parfois spectaculaires.
• **Les complexistes**
À l'opposé des premiers, ils jouent sur l'association de plusieurs remèdes lors de la même prise afin de provoquer en quelque sorte une synergie entre eux.
• **Les pluralistes**
Ils prescrivent également plusieurs remèdes, mais en alternance. On vous dit alors tel produit les jours pairs, tel autres les jours impairs, par exemple.
• **Les partisans de telle ou telle dilution**
Certains médecins jouent avant tout sur les dilutions, ils sont partisans alors soit des dilutions basses (produit peu dilué) soit des dilutions hautes.

Quand le médecin est compétent, peu importe au fond sa théorie puisque, pour l'établir, il a recherché la meilleure efficacité. Car le but principal est de soulager le patient et de le guider vers la guérison avec un maximum de confort.

## LE GUIDE HOMÉOPATHIQUE DE LA FEMME

Comme il avait été annoncé dans *Homéoguide*, le premier de la série, les Editions Similia et les Editions Hachette poursuivent la publication des guides homéopathiques avec le présent volume destiné sparticulièrement aux femmes. À l'instar des autres guides, celui-ci vous aidera à **vous familiariser avec l'homéopathie**, à **l'utiliser pour maintenir votre santé** et à agir au mieux **dans l'attente de la consultation**.
Il vous permettra aussi de **préparer des réponses** bien adaptées aux questions particulières à l'homéopathie que vous pouvez attendre de votre praticien. La consultation terminée, vous **comprendrez mieux ses explications** et serez à même de **collaborer** avec lui pour parvenir au résultat recherché : le maintien de votre santé et l'amélioration des troubles éventuels que vous ressentez.
Votre *Homéofemme* sera votre guide pour prendre en main votre santé. Ouvrage de référence, il vous permettra de vous soigner dans le respect de l'environnement, de la qualité de la vie, en parfait accord avec votre personnalité et votre vécu personnels.

## COMMENT UTILISER *HOMÉOFEMME*

Ce guide concerne chacune d'entre vous quel que soit son âge. Il apporte des solutions aux problèmes que rencontre chaque femme au cours des différentes grandes étapes de la vie. Les portraits types situés à la fin du volume permettent à chacune de déterminer son terrain et, donc, le remède qui est le « sien ».
Du syndrome prémenstruel à la ménopause, en passant par la grossesse, on trouvera dans chaque chapitre :

- Une énumération des **symptômes** qui permet à chaque lectrice de se situer.
- Les **traitements** appropriés, en fonction de ces manifestations caractéristiques.
- Des **conseils** et des **avertissements** qui éviteront certaines

erreurs fréquemment recontrées ou qui permettront de renforcer l'efficacité du traitement grâce à certains gestes ou à certaines techniques.

• Des **indications diététiques** et des compléments de traitement portant sur l'**oligothérapie** (qui comprend le traitement par les **minéraux et les vitamines**), **l'aromathérapie et la phytothérapie**. Dans cette dernière seront inclus les conseils portant sur l'emploi de la **gemmothérapie**, qui s'apparente à la fois à la phytothérapie (traitements par les plantes) et à l'homéopathie puisqu'il s'agit de traiter par des extraits d'embryons végétaux à doses homéopathiques.

Les paragraphes portant sur la **phytothérapie**, l'**aromathérapie** et la **gemmothérapie**
seront signalés par le signe [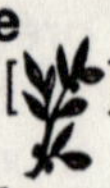] placé au début,

ceux concernant les **vitamines**, **les oligo-éléments et les minéraux** par []
(car ces derniers éléments sont facteurs d'équilibre dans l'organisme).

***AVERTISSEMENT***
***L'homéopathie suppose, nous l'avons dit plus haut, que le médecin établisse un « profil » précis de sa patiente afin de faire l'adéquation optimale entre celle-ci et le médicament. Pour cela, les homéopathes emploient un langage quelque peu imagé qui peut parfois choquer quand on l'entend ou le lit pour la première fois. Ne vous formalisez pas de termes tels que « Femme grasse, molle... » ou bien « Quand la peau est grasse, huileuse... », ils font partie, avec leur crudité, du langage habituel des praticiens homéopathes. Leur but est de permettre une définition précise des types homéopathiques.***

# CHAPITRE I

# LE SYNDROME PRÉMENSTRUEL

## LE SYNDROME PRÉMENSTRUEL

Pour de nombreuses femmes, la période des règles est marquée par des symptômes physiques et psychologiques plus ou moins désagréables, survenant quelques jours avant le début du saignement, parfois même une semaine, et disparaissant le premier ou le second jour des règles. On réunit ces différentes manifestations sous le nom de *syndrome prémenstruel*. L'égalité n'existe pas en ce qui concerne ces inconvénients. Pour certaines femmes, le syndrome prémenstruel se réduit à une légère sensation au niveau du bas-ventre. Pour d'autres, il est constitué de manifestations plus ou moins désagréables et d'intensité variable.

Les symptômes les plus courants de ce syndrome prémenstruel sont plus marqués chez les femmes longilignes, plutôt intellectuelles, fragiles nerveusement et facilement anxieuses, et consistent en :

- des **réactions mammaires** (seins sensibles voire douloureux, gonflés, presque gênants),
- des **douleurs au niveau du bas-ventre**, plus ou moins vives ou sourdes,
- des **troubles psychologiques** : asthénie, envie de pleurer, anxiété, nervosité.

À ce tableau s'ajoutent d'autres manifestations, différentes d'une femme à l'autre, caractéristiques de chaque **terrain homéopathique**, telles que des céphalées (maux de tête), des œdèmes (gonflement anormal des tissus), des problèmes cutanés, principalement l'acné ou l'herpès, des symptômes urinaires ou encore des troubles circulatoires. Rien de grave dans tous ces phénomènes qui témoignent simplement de l'intensité du fonctionnement du système hormonal féminin. Mais ils peuvent malgré tout être suffisamment désagréables, parfois même très gênants dans la vie professionnelle, pour que le médecin s'en préoccupe. Sept à huit jours de mal-être par mois sont à prendre en considération. Si l'intensité du syndrome prémenstruel est trop forte, elle peut témoigner d'un réel dysfonctionnement hormonal qui fera éventuellement l'objet, après examen, d'un traitement approprié.

## LES CÉPHALÉES CATAMÉNIALES

L'adjectif cataménial signifie « qui est lié aux règles ». Les céphalées (maux de tête) cataméniales sont très fréquentes. Elles surviennent généralement **deux ou trois jours avant** les règles pour disparaître dès leur arrivée. Chez certaines femmes, elles ne se manifestent pas avant mais **pendant** les règles : elles débutent avec elles et durent parfois plusieurs heures. Elles sont généralement dues à un léger déficit hormonal qui sera facilement réglé par un traitement homéopathique. Voici quelques remèdes conseillés pour les cas de céphalées cataméniales à choisir selon les symptômes :

• Les migraines sont accompagnées ou précédées de troubles visuels à type de petites mouches devant les yeux et de vertiges. Des douleurs violentes sont ressenties au moment des règles,
CYCLAMEN 5CH, 3 granules matin et soir durant les six jours qui précèdent les règles.

• Les maux de tête sont localisés à l'arrière de la tête avec une irradiation des douleurs vers les muscles du cou chez une femme nerveuse, se plaignant de douleurs plus importantes lorsque ses règles sont abondantes,
ACTEA RACEMOSA 7CH, 3 granules 2 fois par jour les 3 jours précédant les règles.

• Les céphalées se situent plutôt à gauche, avec des douleurs apparaissant en même temps que les règles et souvent accompagnées de douleurs de l'utérus et de l'ovaire gauche,
USTILAGO 5CH, 3 granules 2 fois par jour les 3 jours avant les règles.

• Elles surviennent quelques jours avant les règles avec la sensation d'avoir la tête augmentée de volume et le visage bouffi,
BOVISTA 5CH même posologie.

• Les maux de tête affectent un seul côté (vraie migraine), comme un clou qu'on enfoncerait dans la tête chez une femme déprimée, facilement contrariée et très anxieuse,
IGNATIA AMARA 9CH, 3 granules matin et soir.

• La douleur est située au niveau du front, battante, avec la sensation de chaleur du visage et immédiatement calmée par l'apparition des règles,
MELILOTUS 5CH, 3 granules 2 à 3 fois par jour.

• Les céphalées sont déclenchées par l'abondance des règles avec vertiges, fatigue et bourdonnements d'oreilles,
CHINA 7CH, 3 granules matin et soir.

• Chez une femme timide, aux règles peu abondantes, en retard et de sang foncé, il s'agit de céphalées battantes avec sensation de chaleur dans la tête, aggravées par une atmosphère confinée et améliorées par des applications froides,
PULSATILLA 9CH, 3 granules une ou deux fois par jour.

• Migraine pulsatile (on sent comme un pouls qui bat), localisée surtout sur la tempe gauche, avec sensation de pression dans la tête et avec une nette amélioration des douleurs en fonction de l'abondance du flux menstruel,
LACHESIS 9CH, 3 granules 1 ou 2 fois par jour.

• Douleurs plutôt situées au-dessus de l'œil gauche, battantes avec la sensation de tête qui va éclater et s'accompagnant de nausées, parfois même de vomissements,
SEPIA 9CH, 3 granules 1 ou 2 fois par jour.

Il est recommandé d'ajouter FOLLICULINUM au traitement si les douleurs s'accompagnent soit d'une congestion du visage, soit d'une grande pâleur avec une sensation de froid intense au niveau des extrémités, ce qui est assez fréquent.
On prendra le remède sous forme de doses en 9CH à raison de 2 ou 3 doses réparties sur la période du cycle.

Il est vivement conseillé, pour obtenir les meilleurs résultats, de consulter votre médecin homéopathe qui déterminera la bonne posologie et la bonne fréquence de ce dernier remède très efficace pour améliorer votre confort de chaque mois.

**CONSEIL**

**Il peut y avoir une corrélation entre les céphalées et certains facteurs alimentaires. Au cours de l'interrogatoire très précis dont on a vu qu'il caractérise la consultation**

**homéopathique, le médecin cherchera à déterminer d'éventuelles erreurs alimentaires susceptibles d'avoir une incidence sur le symptôme. On retrouve en fait très fréquemment un lien entre les céphalées et certains aliments courants. Essayez de vous tester et de déterminer si les aliments suivants aggravent ou non vos maux de tête liés aux règles :**
**- le chocolat qui a des incidences hépatiques,**
**- les graisses cuites,**
**- les agrumes, en particulier l'orange, souvent mal tolérée,**
**- certains fromages,**
**- les alcools forts, bien sûr,**
**- le vin blanc et certains vins rouges, selon la sensibilité de chacune et les produits œnologiques de synthèse utilisés lors de la vinification,**
**- certains champagnes, malgré le caractère léger de ce vin.**
**Les facteurs psychologiques, le stress, la fatigue, le décalage horaire peuvent également jouer un rôle aggravant sur les crises migraineuses.**

En même temps qu'apparaissent les maux de tête, certaines femmes souffrent aussi de perturbations du système digestif, au niveau, par exemple, du transit intestinal.
La prise de ces remèdes leur apportera sans doute un certain soulagement :

• ROSMARINUS BG 1D, 50 gouttes au repas de midi dans un verre d'eau de Vittel Hépar,
• RIBES NIGRUM BG 1D, 50 gouttes dans un verre d'eau Vittel Hépar au repas du soir, à prendre durant les 4 ou 5 jours qui précèdent les règles.

Il ne faut pas négliger l'action des oligo-éléments. Dans les cas de céphalées cataméniales, la prise de COBALT à raison de 2 comprimés à sucer ou de 2 ampoules dans un peu d'eau donnera de bons résultats. Commencer le traitement pendant les 4 ou 5 jours précédant les règles.

## LA FATIGUE

Beaucoup de personnes, à notre époque trépidante, se disent fatiguées. Dans le cas du syndrome prémenstruel, la fatigue peut être déjà **latente**, mais elle est ressentie tout à coup comme beaucoup plus **marquée**, plus accablante, et cette sensation correspond bien à la **période des règles**. Soyez attentive à la date à laquelle commence cette fatigue, et notez l'évolution de son intensité, la période durant laquelle elle se manifeste, enfin tout ce qui peut l'aggraver ou l'améliorer. Ces remarques sont autant d'**indices** pour le médecin au cours de la consultation, ne manquez pas de les lui communiquer.

***AVERTISSEMENT***

***Lorsque la fatigue persiste malgré un traitement, il faut consulter son médecin afin qu'il écarte des carences importantes ou une pathologie associée. La fatigue, l'épuisement ne doivent jamais s'installer.***

**CONSEIL**

**Rien de tel pour entretenir la fatigue que les veilles prolongées au-delà de minuit, l'abus de tabac et de tout excitant. Essayez de vous coucher plus tôt pendant la période des règles, de vous relaxer, choisissez d'écouter de la musique plutôt que de regarder la télévision. Une éventuelle amélioration vous indiquera qu'il faut peut-être aussi modifier votre hygiène de vie et vos habitudes.**

• La fatigue est à la fois physique (sensation de lourdeur, de difficulté à l'effort) et psychique (manque d'envie de vivre, désintérêt pour les événements quotidiens), apparaissant quelques jours ou même simplement quelques heures avant le début des règles et accompagnée souvent de petits troubles digestifs,
SEPIA 9CH, 3 granules matin et soir.

• La fatigue s'accompagne d'un grand besoin de solitude, et la femme recherche les distractions pour oublier ses symptômes,
HELONIAS 7CH, 3 granules 2 fois par jour.

***AVERTISSEMENT***
***Attention au cercle vicieux : à force de sortir pour oublier sa fatigue (le plus souvent d'origine nerveuse, surmenage, travail), on aggrave ladite fatigue. C'est encore dans le repos que la fatigue s'oublie le mieux !***

• Les règles sont très abondantes et très rapprochées, ce qui explique facilement cette sensation de grande fatigue,
TRILLIUM PENDULUM 5CH, 3 granules 2 fois par jour.

• La fatigue affecte une femme à structure spasmophile présentant des vertiges, un état nauséeux et une sensation de malaise avec engourdissement des extrémités,
COCCULUS INDICUS 9CH, 3 granules 2 ou 3 fois par jour.

• La fatigue est liée à des règles trop abondantes, avec des vertiges et une sensation de bouffées de chaleur,
FERRUM METALLICUM 5CH, 3 granules 2 fois par jour.

• Un teint pâle accompagne une fatigue intense, ainsi que des sifflements dans les oreilles (acouphènes) et des maux de tête ressentis comme des battements. Le flux menstruel est très abondant,
CHINA RUBRA 9CH, 3 granules 2 fois par jour.

• La fatigue est causée par des règles hémorragiques de sang rouge, durant une bonne semaine, avec l'apparition de palpitations, de lombalgies (douleurs dans la région des reins), de petits vertiges chez une femme anxieuse,
PHOSPHORUS 9CH, 3 granules matin et soir.

***AVERTISSEMENT***
***Il convient de faire le point sur l'emploi des excitants (thé, café et à moindre degré chocolat) quand on se sent fatigué.***
***Si le café vous donne, pendant quelques minutes, l'impression de « repartir » avec une force nouvelle, il faut cependant savoir que,quelques instants plus tard, cette***

***belle énergie illusoire va retomber comme un soufflé mal cuit. En fait, vous connaissez alors une mini-dépression qui peut donner envie de prendre... une nouvelle tasse de café. Un engrenage qui ressemble, à un degré moindre, à celui des drogues, tabac et alcool y compris. L'homéopathie, qui agit sur le terrain, est donc infiniment préférable aux petits noirs avalés sans limite !***

En **aromathérapie** les essences d'EUCALYPTUS et de MENTHE associées en parties égales et prises à raison de 2 gouttes sur un demi-sucre 2 à 3 fois par jour sont efficaces. Elles n'ont pas une action excitante mais **tonique**.

Pendant cette période de fatigue, un apport de MAGNESIUM est très recommandé. Il existe quelques spécialités que vous pourrez trouver en pharmacie : MAG 2, MAGNÉ-B6 ou BIOMAG

La formule suivante à demander au pharmacien peut aussi apporter un soulagement :
AVENA SATIVA 3CH,
ALFALFA 3CH,
AQUA MARINA 3CH, le tout 20 gouttes matin et soir dans de l'eau.

**CONSEIL**
**Si les règles sont très abondantes, voire hémorragiques, il faut redoubler d'attention au niveau de l'alimentation. Un apport de fer est particulièrement important car des saignements intenses et répétés entraînent toujours un risque d'anémie. On augmentera la consommation d'épinards (surtout crus), de légumes secs et de céréales complètes.**

## L'ŒDÈME PRÉMENSTRUEL

Un très grand nombre de femmes se plaignent de se sentir « gonflées » au moment des règles, au niveau soit du ventre et

des **membres inférieurs**, soit même de tout le corps. Cette sensation correspond à une réalité, car elle signale ce symptôme, appellé œdème, bien classique et bien gênant à cette période du cycle, accompagné souvent par une prise de poids. L'œdème est l'**infiltration des tissus**, en particulier le tissu conjonctif (situé sous la peau, c'est lui qui donne la forme au corps) par du sérum sanguin. Le gonflement est indolore, sans rougeur, et, si on appuie sur la peau, celle-ci garde quelques instants l'**empreinte** du doigt (creux en forme de godet) et ne reprend pas tout de suite sa couleur normale.
On peut efficacement lutter contre ces manifestations désagréables avec un traitement approprié :

• On constate, avant l'apparition des règles, une prise de poids avec sensation de lourdeur et gonflement des bras et des mains,
ARANEA DIADEMA 7CH, 3 granules matin et soir.

• L'œdème s'accompagne de maux de tête, de rhumatismes ou encore d'une diarrhée,
DULCAMARA 7CH, 3 granules 2 fois par jour.

• À l'approche des règles, survient une prise de poids avec œdème en plusieurs points du corps, avec la sensation d'avoir le visage gonflé et d'être boursouflée,
BOVISTA 5CH, 3 granules 2 fois par jour.

• Les œdèmes sont plutôt localisés au niveau des chevilles avec des douleurs brûlantes au toucher qui peuvent s'accompagner de craquements articulaires,
NATRUM SULFURICUM 9CH, 3 granules matin et soir.

• La femme est déjà forte habituellement mais elle constate une prise de poids importante avant les règles. Ces dernières apparaissent avec retard, sont peu abondantes et de courte durée, et s'accompagnent d'une constipation opiniâtre,
GRAPHITES 9CH, 3 granules 2 fois par jour.

Dans tous les cas d'œdème, on pourra compléter le traitement avec :
BERBERIS 6DH et
SOLIDAGO 6DH, 15 gouttes dans un peu d'eau 2 fois par jour.
Et, toujours pour favoriser l'élimination :

PILOSELLA TM, 100 gouttes dans un verre d'eau tous les matins, FUCUS VESICULOSUS TM, 100 gouttes dans un verre d'eau tous les soirs, ceci une semaine avant le début des règles.

**CONSEIL**

**Il vaut toujours mieux diminuer l'apport de sel pendant les quelques jours précédant les règles car, on le sait, le sel favorise la rétention d'eau.**
**Une mauvaise circulation de retour dans les jambes (circulation veineuse) peut aggraver l'œdème. Glissez un coussin sous le matelas, au niveau des pieds. La circulation veineuse des jambes est ainsi mécaniquement améliorée pendant la nuit.**

***AVERTISSEMENT***

***Si vous avez tendance à l'œdème pendant la période prémenstruelle, évitez les expositions trop prolongées au soleil qui entravent la circulation veineuse et aggravent les phénomènes.***

## LE « THERMOSTAT » DÉRÉGLÉ

Certaines femmes, au moment des règles, voient leur rapport avec la température ambiante modifié de façon significative. Plus **frileuse**, plus sensible à la **chaleur**, vous vous reconnaîtrez certainement dans l'une de ces hypothèses :

### ■ *J'ai toujours trop chaud*

• Il s'agit de bouffées de chaleur, avec un besoin de grand air, d'ouvrir les fenêtres à la recherche d'air frais et l'impossibilité de supporter un vêtement serré pendant cette période,
LACHESIS 7CH,

• Les bouffées de chaleur s'accompagnent d'une sensation de brûlures au niveau des extrémités,
SULFUR 9CH, 3 granules matin et soir du médicament choisi pendant la semaine qui précède les règles.

## ■ J'ai toujours très froid

• Femme très frileuse, toujours fatiguée, maigre et très nerveuse, avec une très nette aggravation de sa frilosité la veille de ses règles,
SILICEA 9CH, 3 granules matin et soir 3 ou 4 jours avant l'apparition des règles.

• Femme de faible constitution, fatiguée et anxieuse, recherchant la chaleur avant l'apparition de ses règles et dont l'anxiété habituelle s'aggrave alors, provoquant des réveils fréquents en milieu de nuit,
ARSENICUM ALBUM 9CH, 3 granules matin et soir 3 ou 4 jours avant l'apparition des règles.

• À l'approche des règles, des sueurs froides apparaissent, avec sensation de froid intense dans tout le corps,
PILOCARPUS JABORANDI 5CH, 3 granules matin et soir 3 ou 4 jours avant l'apparition des règles.

• Le femme éprouve des frissons avec sensation de froid le long de la colonne vertébrale et des douleurs spasmodiques au niveau des organes génitaux, juste avant les règles,
CASTOREUM 7CH, 3 granules matin et soir 3 ou 4 jours avant l'apparition des règles.

## ■ J'ai chaud et froid

• La femme a des bouffées de chaleur juste avant que ne surviennent ses règles et éprouve une sensation de froid intense lorsque celles-ci commencent,
SEPIA 9CH, 3 granules matin et soir la semaine avant les règles.
Prendre tous ces remèdes une demi-heure avant les repas.

Voici un **vin tonique** pour lutter contre la frilosité : faire macérer dans un litre de vin rouge (naturel) 40g du mélange suivant, en parties égales : plante de PILOSELLE, SAUGE, MÉNYANTHE, VÉRONIQUE, MILLEFEUILLE, feuilles de ORTIE PIQUANTE, GUI, ROMARIN, auquel vous ajoutez de la noix de MUSCADE râpée. Boire 1/3 de verre avant les repas.

Contre la frilosité, prendre en oligo-éléments CUIVRE-OR-ARGENT et, surtout, MAGNÉSIUM.

# LES TROUBLES CIRCULATOIRES

Les règles ont des incidences fréquentes sur la circulation veineuse. Cette dernière, en effet, est intimement liée au fonctionnement hormonal. Certains désagréments tels que **jambes lourdes**, aggravation des **hémorroïdes**, **varices**, apparaissent pendant les quelques jours de la menstruation. Très gênants, ils nécessitent un traitement de terrain régulier afin d'éviter leur aggravation et, surtout, leur installation dans la chronicité.

## ■ *Jambes lourdes et varices*

La sensation de jambes lourdes est bien connue des femmes. Elle s'accompagne souvent de **fatigue** et parfois d'une **douleur** légère. Elle est due à la **stagnation** du sang dans les veines. Il faut la traiter au début pour éviter la formation de varices. Les varices sont des veines dilatées, devenant ainsi visibles sous la peau et présentant une couleur bleutée (sang bleu). Non traitées, les **varices** risquent de grossir, de se propager et, dans les cas graves, de s'accompagner d'ulcérations (peau abîmée) : on parle alors d'*ulcères variqueux*. Surveiller les troubles circulatoires liés à la menstruation c'est éviter l'apparition de phénomènes plus sérieux. Il est conseillé de prendre :

• Les jambes sont lourdes avec de grosses varices bleutées améliorées par le frais, pendant quelques jours,
CALCAREA FLUORICA 5CH, 3 granules 2 fois par jour.

• Les jambes lourdes s'accompagnent de l'apparition de varicosités (petites veines gonflées et apparentes sous la peau), souvent de petites varices et parfois d'un œdème aggravé par la station debout, les douleurs sont intensifiées par la chaleur,
PULSATILLA 7CH, 3 granules matin et soir.

• Les jambes sont très douloureuses au toucher et on constate une tendance aux ecchymoses (le moindre coup provoque un bleu) et une aggravation par l'effort physique,
BELLIS PERENNIS 5CH, 3 granules aux 2 repas.

• Les jambes enflées montrent des varices enflammées, gonflées et très douloureuses. Les symptômes sont améliorés en surélevant les jambes,
VIPERA REDI 5CH, 3 granules 2 fois par jour.

• Les jambes sont lourdes avec des varices très sensibles au toucher et des petites varicosités violettes situées sur les jambes et les cuisses,
HAMAMELIS VIRGINIANA 4CH, 3 granules matin et soir.

• L'œdème des membres inférieurs est important. Le réseau veineux est apparent et douloureux,
NATRUM SULFURICUM 7CH, 3 granules 2 fois par jour.

• Les jambes sont lourdes, avec tendance aux ecchymoses, ces manifestations s'aggravent très nettement avant les règles : il est impossible alors de supporter le moindre collant,
LACHESIS MUTUS 7CH, 3 granules aux 2 repas.

• Les jambes sont douloureuses, très sensibles au moindre traumatisme, et on constate une grande fragilité des capillaires,
ARNICA 9CH, 3 granules 2 fois par jour.

• La femme est plutôt triste, solitaire et indifférente, elle souffre de varices importantes souvent associées à des hémorroïdes. La constipation presque toujours présente est aggravée pendant les quelques heures qui précèdent l'arrivée des règles,
SEPIA 9CH, 3 granules 2 fois par jour.

***AVERTISSEMENT***

***Si les varices apparues sur vos jambes grossissent, deviennent subitement douloureuses et inflammatoires, consultez au plus vite à cause du risque de phlébite. La coquetterie ne doit pas nuire à la santé : des chaussures trop serrées augmentent les problèmes en bloquant la circulation veineuse au niveau des extrémités. Evitez les talons trop hauts, et aussi les bottes qui compriment la jambe entière. Insistons encore sur la nocivité du tabac et de l'alcool, les ennemis de la santé en général et de la circulation en particulier. Evitez les excitants si votre circulation veineuse est déficiente et réduisez votre consommation de café et de thé, supprimez le poivre, le piment et les épices très fortes.***

**CONSEIL**

**Une heure de marche chaque jour vous fera le plus grand bien.**
**Faites l'effort de prendre les escaliers quand vous devez vous rendre à un étage, montez en prenant votre temps, c'est un excellent exercice pour le tonus veineux et la circulation.**
**La natation, pratiquée deux fois par semaine, améliore notablement le confort au niveau des jambes. L'eau effectue un massage des membres très efficace et tonifie l'organisme tout entier. En séjour à la mer, marchez chaque jour au moins une heure dans l'eau qui doit vous arriver au moins au pubis.**
**Si votre profession exige que vous soyez assise, pensez à glisser sous votre bureau ou table un repose-pieds. Un petit tabouret fera l'affaire. Il diminuera l'inconvénient de cette position. Il existe des bas spéciaux dits bas de contention. Ils peuvent être très utiles, car ils obligent le sang à revenir au cœur par la circulation de retour. Prévoyez de les emporter au cours de longs voyages et dans les cas où vous devez rester immobile assez longtemps. Les nouveaux matériaux utilisés leur donnent un aspect identique aux collants classiques et ne posent donc aucun problème d'élégance.**

***AVERTISSEMENT***

***Evitez le soleil et les bains trop chauds. Sous la douche, alternez après le bain douche froide et douche chaude (au moins sur les jambes).***
***Vous renforcez ainsi la souplesse des parois veineuses en provoquant alternativement une dilatation et une contraction. Mais terminez toujours par l'eau chaude. Selon le principe de réaction de l'organisme, quand l'eau est froide, les veines se dilatent (après un bain de mer quand l'eau est froide, on devient rouge à la sortie) et se contractent après avoir reçu de l'eau chaude. En terminant par l'eau chaude, vous laissez vos veines en contraction.***

En complément au traitement homéopathique, le *drainage lymphatique* bien fait peut apporter un grand soulagement et améliorer la circulation de retour. Adressez-vous à une bonne **esthéticienne** ou à un **kinésithérapeute.** Vous pouvez aussi employer les gels spéciaux, en applications locales, ils procurent une sensation de bien-être. Votre **médecin** vous les prescrira en complément de votre traitement général.

Dans les cas où les varices sont importantes et posent problème, vous envisagerez peut-être de recourir à la technique chirurgicale de la **sclérose** (assèchement des veines concernées). Cette technique est indiquée dans certains cas bien précis et peut apporter une bonne amélioration à la fois clinique et esthétique. Mais seul votre médecin pourra décider si cette solution peut être envisagée dans votre cas.

On appliquera sur les régions affectées par les varices un mélange d'essences de CYPRÈS, VERVEINE, CÈDRE à parties égales incluses à raison de 5% du mélange dans le l'huile d'amandes douces. À éviter formellement en cas d'ulcération.
**Gemmothérapie :** SORBUS DOMESTICA bourgeons, macération glycérine, le matin et CASTANEA VESCA bourgeons, même macération, le soir à raison de 30 gouttes par jour de chaque.

L'apport de vitamines par des compléments alimentaires naturels est tout à fait recommandé : A, B, C, E et surtout P et PP. Ces vitamines, comme souvent, agissent en synergie.
On alternera également MANGANÈSE COBALT, et MANGANÈSE, CUIVRE, COBALT en oligo-éléments.

## ■ *Les hémorroïdes*

Les hémorroïdes sont, en quelque sorte, des **varices** situées au niveau de l'**anus**. Elles sont donc liées de la même façon aux perturbations hormonales de la femme. Il faut les traiter impérativement, car elles peuvent s'aggraver, se multiplier, et se mettre à saigner.
La **chirurgie** est parfois nécessaire pour les supprimer. De plus, elles engendrent des crises parfois très douloureuses étant donnée la sensibilité de la muqueuse.

On prendra le remède approprié à raison de 3 granules matin et soir une demi-heure avant le repas :

• Les hémorroïdes sont douloureuses et donnent la sensation d'avoir l'anus rempli d'aiguilles, elles saignent et démangent, COLLINSONIA CANADENSIS 5CH.

• Les hémorroïdes sont de couleur violacée, elles brûlent, démangent, provoquent une sensation d'aiguilles dans le rectum, mais elles ne saignent pas ou très rarement, AESCULUS HIPPOCASTANUM 5CH.

• Hémorroïdes de couleur bleutée, avec des douleurs battantes qui sont améliorées lorsqu'elles saignent, LACHESIS MUTUS 7CH.

• Hémorroïdes en grappe de raisins, saignant facilement avec des douleurs brûlantes améliorées par des applications froides, ALOE 5CH.

• Hémorroïdes douloureuses avant et pendant la selle s'accompagnant d'un suintement et de petites ulcérations sur le bord de l'anus, PAEONIA OFFICINALIS 5CH.

• Hémorroïdes s'accompagnant d'une fissure anale (ulcération de forme allongée, superficielle se formant dans les replis de l'anus) douloureuse, RATANHIA 5CH.

• Les hémorroïdes sont gonflées, bleuâtres, avec des douleurs élançantes qui sont améliorées par la chaleur locale, MURIATICUM ACIDUM 5CH.

• Hémorroïdes très sensibles au toucher accompagnées de constipation et de troubles hépatiques, LYCOPODIUM 7CH.

• Hémorroïdes volumineuses, douloureuses, saignant très facilement, sensation de plénitude rectale et aggravation très marquée pendant les quelques heures avant les règles, SEPIA 9CH.

***AVERTISSEMENT***
***Il ne faut jamais négliger une hémorragie rectale récidivante. Consultez votre médecin : il procédera aux examens nécessaires afin de déterminer la présence éventuelle d'hémorroïdes ou s'il n'en existe pas, derrière la crise hémorroïdaire, une autre pathologie.***

**CONSEIL**
**Les hémorroïdes appellent les mêmes recommandations alimentaires que les varices. Il est donc très important de bien surveiller son alimentation car la répétition des crises conduirait inévitablement au geste chirurgical. Là aussi, il faut éviter la position debout immobile et la position assise (qui bloque la circulation au niveau des genoux et du bassin) trop prolongées qui favorisent la congestion et donc la survenue des crises. Essayez d'intercaler dans vos activités des périodes de repos allongé. Le sport est recommandé car il favorise la circulation veineuse et entretient la souplesse des vaisseaux.**

Certaines formules composées que vous pourrez trouver chez votre pharmacien (qui pourra vous conseiller) sont intéressantes, la plus connue :
AESCULUS COMPOSÉ, 20 gouttes dans un peu d'eau aux 2 repas pendant quelques jours.

Il est classique d'utiliser localement des pommades ou des suppositoires à base de AESCULUS, PAEONIA ou de RATANHIA qui complèteront efficacement le traitement général.

**Aromathérapie :** essence de CYPRÈS, 2 gouttes 3 fois par jour dans un peu de miel ou sur un demi-sucre.

Prendre des vitamines naturelles associées sous forme de compléments alimentaires : B6, C, P et D. Oligo-éléments : OR, COBALT, MANGANÈSE CUIVRE, MANGANÈSE COBALT.

# COMPORTEMENT À GÉOMÉTRIE VARIABLE

Si elles ont oublié de consulter le calendrier, de nombreuses femmes savent malgré tout que la période de leurs règles approche en constatant certaines **modifications de leur humeur**. Parfois, leur entourage s'en aperçoit également !
Ces changements dans leur comportement sont divers selon les personnalités et les **types de femmes**. Leur intensité aussi est différente de l'une à l'autre. Ils vont de la mauvaise humeur, de la nervosité, à l'agressivité ou à la tendance dépressive. Ils sont directement liés aux modifications hormonales liées à la menstruation. Ces petits phénomènes causent souvent une gêne dans la vie quotidienne, à la maison comme au travail. Aussi, le traitement homéopathique sera le bienvenu et jouera un rôle prépondérant pour améliorer le **confort** de vie. On choisira l'un de ces remèdes, selon les symptômes ressentis :

• À l'approche des règles il existe un sentiment de tristesse, un désintérêt pour tout, une certaine indifférence vis-à-vis des choses de la vie courante avec tendance au repli sur soi-même,
SEPIA 9CH, 3 granules matin et soir la semaine avant les règles.

• Une tendance dépressive avant les règles s'accompagne d'un certain état d'agitation, de tristesse, d'irritabilité et de mauvaise humeur avec tendance à pleurer,
LILIUM TIGRINUM 9CH, 3 granules 2 fois par jour.

• Femme très impressionnable, avec tendance à la logorrhée (flux de paroles excessif, incoercible), des douleurs musculaires au niveau de la colonne vertébrale et des spasmes utérins,
ACTEA RACEMOSA 9CH, 3 granules une demi-heure avant les 2 repas.

• Il existe une alternance de rires et de pleurs, d'excitation et de dépression et divers symptômes variés du genre « boule dans la gorge » ou céphalée à type de « clou dans la tête »,
IGNATIA AMARA 9CH, 3 granules 2 fois par jour.

• La femme présente une hypersensibilité juste avant ses règles et pleure pour un rien, elle éprouve un grand besoin d'être aimée et sécurisée, il existe généralement une aggravation des troubles circulatoires pendant cette même période,
PULSATILLA 9CH, 3 granules 2 fois par jour.

• Des crises de spasmophilie (tétanie accompagnée d'hyper-irritabilité neuromusculaire) surviennent systématiquement à l'approche des règles,
COCCULUS INDICUS 9CH, 3 granules matin et soir.

• La femme a souvent des « crise de nerfs » à l'arrivée des règles, elle a l'impression de perdre connaissance, et montre une grande pâleur du visage avec sensation de jambes qui lâchent,
MOSCHUS 9CH, 3 granules 2 fois par jour.

• Le comportement est profondément modifié avec une tendance à l'excitabilité ou à la dépression avant les règles avec la présence de troubles circulatoires, et ces symptômes sont immédiatement calmés le jour de l'écoulement,
LACHESIS MUTUS 9CH, 3 granules aux 2 repas.

• Le sommeil est perturbé avant les règles, avec hyperexcitation,
COFFEA CRUDA 9CH, 3 granules le soir à répéter jusqu'à cessation des troubles.

Pour calmer votre nervosité, prenez des bains chauds avec une décoction de MÉLISSE, PIVOINE et VALÉRIANE.
**Aromathérapie :** mélangez en parties égales des essences de YLANG-YLANG, CYPRÈS, LAVANDE, MARJOLAINE, ORANGER, GÉRANIUM, verser 10 g du mélange dans 100 cc d'huile d'amande douce et massez, le soir au coucher, la plante des pieds et le plexus solaire avec cette huile.

Complétez votre traitement avec, en compléments alimentaires, les vitamines du groupe B, vitamines A, C, E, et les oligo-éléments COBALT-MANGANÈSE.

## LA PEAU

La peau est le premier miroir de votre santé, en particulier en ce qui concerne le **fonctionnement hormonal** auquel elle est très liée. La preuve en est que les diverses transformations qui se produisent dans ce domaine au cours de la vie (**puberté**, **grossesse**, **ménopause**, **menstruation**) retentissent immanquablement sur l'état de la peau. À noter que le même phénomène est observé, à degré moindre, chez l'homme, notamment au moment de la puberté.

Au moment des règles, apparaissent certaines perturbations au niveau de la peau qui sont souvent **répétitives**. L'homéopathie, en soignant le terrain, vous aidera à en diminuer l'importance ou même à les faire disparaître.

## ■ *L'acné*

Une peau acnéique associe **séborrhée** (sécrétion excessive de sébum, matière grasse de protection de la peau, par les glandes sébacées), **comédons** (dysfonctionnement des glandes sébacées : il se forme une saillie blanchâtre sur la peau avec, au centre, un point noir), **microkystes**, **papules** (bouton ne laissant pas de cicatrice) et **pustules** (bouton contenant du pus). Elle se localise principalement sur le visage, le dos ou le décolleté, le visage étant son siège privliégié. L'acné est directement liée au fonctionnement hormonal : elle apparaît au moment de la puberté et, souvent, s'aggrave au moment des règles. Ces manifestations disgracieuses ne sont pas bonnes pour le moral ! Ne négligez donc pas de les traiter d'autant que l'acné peut s'aggraver et entraîner des lésions de la peau qui se transformeront en cicatrices.

**CONSEIL**

**Pendant les vacances, vous avez remarqué que les manifestations acnéiques diminuent. C'est vrai, mais attention au « retour de bâton » : le soleil étant une forme d'agression pour votre peau, celle-ci, généralement, réagit ensuite par une sécrétion sébacée accrue et les problèmes redoublent.**

***AVERTISSEMENT***

***L'homéopathie est ici tout à fait indiquée par sa non toxicité. Certains médicaments anti-acnéiques allopathiques se sont révélés en effet très toxiques et l'opinion publique a été alertée à ce sujet. Il vaut donc mieux éviter tout risque d'incidents secondaires, d'autant que l'homéopathie a un autre avantage, celui de personnaliser le traitement pour chaque femme concernée par ce problème.***

Les remèdes suivants sont à prendre à raison de 3 granules matin et soir pendant les quelques jours qui précèdent les règles :

• Des petites papules avec une petite tête blanche au centre se sont formées et la peau est douloureuse à leur niveau,
EUGENIA JAMBOSA 5CH.

• La peau est très grasse, huileuse, avec de nombreux comédons et la venue des règles provoque une tendance à la chute des cheveux et des poils,
SELENIUM 7CH.

• L'acné se manifeste par des papules qui sont aggravées par les excès alimentaires,
ANTIMONIUM CRUDUM 5CH.

• L'acné est pustuleuse, parfois kystique (kystes), sur une peau grasse et, le plus souvent, laisse de petites cicatrices,
KALIUM BROMATUM 5CH.

• L'acné est améliorée au bord de la mer,
BROMIUM 5CH.

• L'acné pustuleuse laisse de vilaines cicatrices bleutées ou violacées comparables à celles de la varicelle,
ANTIMONIUM TARTARICUM 5CH.

• L'acné se traduit par de gros boutons très sensibles au toucher et suppurant facilement,
HEPAR SULFUR 9CH.

• L'acné du visage, du dos ou de la poitrine est aggravée avant les règles, par les sucreries, le chocolat et un abus de lipides,
PULSATILLA 9CH.

***AVERTISSEMENT***
***Si ces poussées d'acné persistent et récidivent, consultez votre médecin homéopathe pour qu'il établisse un traitement de terrain bien adapté.***

Généralement, les bains d'eau de mer améliorent les peaux acnéiques. Les vacances peuvent donc être l'occasion de vous

mettre en beauté. Par contre, le **stress** répété peut entretenir et même déclencher des poussées d'acné. Si vous êtes sujette à l'acné, essayez de vous préserver autant que faire se peut des contrariétés. Faites éventuellement des séances de **relaxation** et apprenez à appliquer cette technique vous-même. Le grand remède homéopathique du stress est GELSEMIUM 5CH, à prendre à raison de 3 granules trois fois par jour.
La peau acnéique exige une excellente **hygiène**. Tout d'abord, évitez les savons alcalins (type savonnettes) : la peau est naturellement légèrement acide et cette **acidité** la protège contre les attaques microbiennes car les germes ne se multiplient que dans un milieu non acide. N'utilisez pas non plus des savons irritants. Il existe des savons spéciaux au pH (degré d'acidité) voisin de la peau et dont la base lavante est végétale, donc non agressive. Rappelez-vous que la peau réagit à toute agression en **augmentant la sécrétion sébacée**.

**CONSEIL**

**Un bon nettoyage de peau pratiqué par une esthéticienne permet d'éliminer l'excès de sébum et de déboucher les pores de la peau. En effet, leur encrassement empêche l'écoulement naturel du sébum et entraîne ainsi la formation de comédons, puis de boutons. L'acné est un des cas où l'argile est réellement très intéressante. Appliquée en masque, une ou deux fois par semaine, elle a pour effet de tonifier la peau, de renforcer ses défenses naturelles, d'« aspirer » littéralement l'excès de sébum et de pratiquer ainsi un véritable nettoyage en profondeur accompagné d'un effet régénérateur. On peut pratiquer avant le masque un léger gommage (très doux car une irritation aurait pour effet de susciter une nouvelle sécrétion grasse de la peau par auto-défense) qui élimine déjà une partie du sébum ainsi que les cellules mortes de la peau.**

Certaines formules, telles que HOMÉODOSE 24, sont un complément de traitement efficace,
à prendre à raison de 15 gouttes dans un peu d'eau aux deux principaux repas.

Prendre 2 gouttes 2 fois par jour sur un quart de sucre d'essence d'EUCALYPTUS.
En usage externe, pour intensifier l'effet du masque d'argile, vous pouvez préparer une décoction de racine de BARDANE et d'AUNÉE dans laquelle vous ajoutez quelques gouttes d'essence de SAUGE SCLARÉE et de LAVANDE. Ajoutez l'argile et mélangez (jamais avec une cuillère ni dans un récipient de métal) pour faire une crème épaisse. L'idéal est de garder ce masque une heure avant de nettoyer avec un tampon d'ouate et de l'eau tiède.

CUIVRE, OR, ARGENT reste la grande association d'oligo-éléments à prendre dans le cas de l'acné afin de renforcer les défenses immunitaires.

## ■ *L'herpès*

L'herpès est plus ennuyeux, d'une part parce qu'il est **contagieux**, étant d'origine **virale**, d'autre part par son caractère souvent récidivant. Les ultra-virus qui en sont responsables s'endorment en effet tranquillement là où ils ont sévi. Un peu trop de soleil, un moment de fatigue, et les voilà qui reprennent du poil de la bête. Réapparaissent les petites **vésicules**, les **rougeurs** et l'**irritation**.
Il ne faut jamais négliger l'herpès et un **traitement de fond** est indispensable.

• Dès le début de la poussée, on prend généralement :
VACCINOTOXINUM 9CH, 1 dose toutes les 12 heures (3 doses).
On peut y joindre l'un des remèdes suivants :

• Les petites vésicules surviennent sur une peau enflammée, rouge, brûlante et avec des démangeaisons. On constate une nette amélioration des douleurs par des applications chaudes,
RHUS TOXICODENDRON 5CH, 3 granules 3 à 5 fois par jour au début de la poussée, à espacer au fur et à mesure de l'amélioration des symptômes.

• Après la formation des vésicules apparaissent de grosses croûtes brunes, très prurigineuses (qui provoquent une démangeaison),
MEZEREUM 5CH, 3 granules 2 ou 3 fois par jour.

• La peau présente de grosses vésicules avec des douleurs brûlantes améliorées par des applications froides,
CANTHARIS 5CH, 3 granules 2 à 3 fois par jour.

• Les vésicules sont de petite taille, avec des croûtes jaunâtres, de violentes démangeaisons et une peau très sensible interdisant le moindre frottement, l'herpès se situe au niveau génital,
CROTON TIGLIUM 5CH, 3 granules matin et soir,
ou bien les petites vésicules sont regroupées en grappes et accompagnées de douleurs brûlantes, chez une femme prédisposée aux aphtes,
BORAX 4CH, 3 granules 2 ou 3 fois par jour.

• Le contenu des vésicules est de couleur bleue et s'accompagne de douleurs brûlantes et d'un prurit intense,
RANONCULUS BULBOSUS 5CH, 3 granules matin et soir.

• Il existe une vésicule unique apparaissant sur une lèvre enflée, souvent sèche, la lèvre inférieure présente une fissure médiane,
NATRUM MURIATICUM 7CH, 3 granules matin et soir.

• La poussée d'herpès survient quelques jours avant l'arrivée des règles,
SEPIA 7CH, 3 granules 2 fois par jour.

***AVERTISSEMENT***
***Un simple traitement symptomatique ne sera pas suffisant pour enrayer les crises, il est nécessaire d'y adjoindre un traitement de terrain et de consulter.***

Certaines crèmes peuvent apporter un soulagement local, le pharmacien peut vous conseiller.
Il existe un nouveau produit, ERPACE, à base d'huiles essentielles, qui permet d'obtenir très rapidement un soulagement et la résolution de la poussée en quelques heures. Il a l'avantage d'être naturel et les huiles essentielles qu'il contient renforcent la résistance immunitaire de la peau.

**CONSEIL**
**Evitez de toucher à la zone atteinte par l'herpès afin d'éviter toute propagation. Evitez aussi de gratter.**

Mélanger en parties égales plante de HYSOPE et SARRIETTE et baies de GENIÈVRE. Faites une décoction de 30g du mélange par litre d'eau. Appliquez en lotion sur les parties atteintes.

Prendre les oligo-éléments suivants : MANGANÈSE, SOUFRE, MANGANÈSE COBALT, IODE.
On ajoutera des compléments alimentaires naturels de vitamines du groupe B, C et BIOTINE non pas seulement pendant les règles, mais régulièrement 20 jours par mois.

## LE SYSTÈME URINAIRE

Pendant la période des règles comme dans toutes les périodes de bouleversement hormonal, les **défenses immunitaires** faiblissent. De plus, la région du **petit bassin** est le siège d'une certaine congestion due au travail accompli par le système génital. Or, à ce niveau, on peut dire que tout est lié. La **vessie** et l'**appareil urinaire** sont donc fragilisés. La **cystite,** inflammation aiguë ou chronique de la vessie, survient ou se réveille souvent au moment des règles.
Elle n'est pas forcément, contrairement à la crainte que chacune pourrait avoir, d'origine infectieuse. Il peut s'agir simplement d'une **cystalgie** (vessie douloureuse) à urine claire sans germe. Les remèdes suivants sont conseillés :

• Les douleurs dans la vessie sont brûlantes avec des besoins fréquents d'uriner. Pourtant, les urines sont peu abondantes, généralement sombres parfois teintées de sang,
CANTHARIS 5CH, 3 granules 3 fois par jour.

• L'urine coule goutte à goutte avec des envies fréquentes et des douleurs brûlantes,
MERCURIUS CORROSIVUS 5CH, 3 granules 5 à 6 fois par jour.

• L'urine est très foncée, purulente, avec une odeur très forte,
BENZOICUM ACIDUM 4CH, 3 granules 3 fois par jour.

• Les urines contiennent des sécrétions épaisses et laiteuses et provoquent des brûlures pendant et après la miction (action d'uriner),
PETROSELINUM 4CH, 3 granules 2 à 3 fois par jour.

• Les besoins d'uriner sont fréquents, mais il faut forcer pour n'éliminer que quelques gouttes d'urine . La miction s'accompagne de douleurs irradiant dans les cuisses,
PAREIRA BRAVA 4CH, 3 granules avant les 3 repas.

• Les urines sont très abondantes, souvent très foncées, la vessie est douloureuse et la miction n'apporte pas de soulagement,
EQUISETUM HIEMALE 4CH, 3 granules 3 fois par jour.

• L'urine peu abondante contient du mucus épais et filant, avec des mictions difficiles à déclencher,
CHIMAPHILA UMBELLATA 4CH, 3 granules 3 fois par jour.

• Les urines sont troubles, peu abondantes, accompagnées de douleurs lombaires plutôt localisées à gauche,
BERBERIS VULGARIS 4CH, 3 granules 2 fois par jour.

• Les urines ont une odeur forte, sont peu abondantes, sombres avec beaucoup d'albumine (faire éventuellement soi-même un test de dépistage),
TEREBENTHINA 4CH, 3 granules 2 à 3 fois par jour.

• Des douleurs brûlantes surviennent au moment de la miction, les besoins sont fréquents et inefficaces,
CAPSICUM 5CH, 3 granules aux 3 repas.

• Des douleurs brûlantes dans l'urètre (fin canal qui permet l'évacuation de l'urine au dehors) sont ressenties entre les mictions. Elles cessent en urinant, le besoin d'uriner est constant et donne la sensation de ne jamais avoir vidé sa vessie. Ce type de cystites est souvent déclenché par les rapports sexuels,
STAPHYSAGRIA 7CH, 3 granules 3 fois par jour.

***AVERTISSEMENT***

***Ne négligez pas de consulter dans le cas de toute brûlure urinaire ou de crises de cystite à répétition. Il faut pouvoir établir un diagnostic précis et demander si besoin est les examens complémentaires nécessaires. Le médecin, après l'interrogatoire minutieux habituel, vous donnera le traitement de terrain adapté à votre cas qui permettra d'éviter les récidives.***

**CONSEIL**
**Il est très important de boire un minimum de 1 litre et demi à 2 litres d'eau par jour surtout en cette période de règles. Ne consommez pas d'eau minérale diurétique comme la Contrexéville sans demander avis à votre médecin. Evitez les causes de pollution, y compris alimentaires.**

Associez en parties égales des essences d'EUCALYPTUS, CAJEPUT, LAVANDE, SANTAL, GÉRANIUM, NIAOULI, CYPRÈS, MYRTE, et prenez 1 goutte du mélange 3 fois par jour sur un demi-sucre ou dans du miel.

Compléments alimentaires naturels recommandés : vitamines C et E. Ajouter en oligo-élément CUIVRE, OR, ARGENT.

Quel que soit le type de cystite, la formule suivante renforcera le traitement choisi :
FORMICA RUFA COMPOSÉ 15 gouttes dans un peu d'eau 2 ou 3 fois dans la journée.

La tisane de BRUYÈRE est agréable à prendre. Son action anti-inflammatoire, antalgique et cicatrisante, ainsi que son effet légèrement diurétique, apporte un soulagement appréciable au moment de la crise.
Si le germe en cause a été identifié comme étant l'Escherichia Coli, il est conseillé de prendre du SERUM ANTICOLIBACILLAIRE 6DH, à raison d'une ampoule dans très peu d'eau par jour pendant plusieurs semaines.

**En conclusion**
Le syndrome prémenstruel en lui-même n'est certainement pas une maladie, tout juste un ensemble de petites gênes qu'il faut accepter. Manifestation de la vie hormonale et de son intensité, il a la couleur de la vie.
Cependant, si les symptômes qui surviennent à ces périodes sont par trop désagréables, s'ils commencent à ressembler à un malaise, il faut consulter. Ne serait-ce que pour éviter que certains d'entre eux ne deviennent chroniques ou n'aillent en s'aggravant.

# CHAPITRE II

# LA GROSSESSE

La grossesse n'est pas une maladie, il est utile de le rappeler ici. La grossesse est sans doute la plus merveilleuse expérience que puisse vivre une femme. Quand elle se déroule normalement, le médecin accompagne la future maman pour lui assurer un maximum de **confort** et veiller aux **contrôles** indispensables. Certains incidents peuvent malgré tout survenir, soit causés par le milieu extérieur, soit liés directement à la grossesse. Dans tous les cas de figure, l'homéopathie occupe une place de choix :

• elle est **dépourvue de toxicité**, ce qui est d'une extrême importance notamment pour le fœtus dont on connaît la fragilité surtout dans les six premiers mois,
• elle est **facile à utiliser** et s'adapte à la femme enceinte dans la totalité de sa personnalité et des symptômes qu'elle éprouve,
• elle complète efficacement la **préparation** physique à l'accouchement et, pendant ce dernier, ne perturbe pas son déroulement,
• enfin, elle prépare la **santé future du bébé** qui sera calme et pleurera rarement.

## LA STÉRILITÉ

Avant de parler de la grossesse, il nous semble opportun de nous adresser aux femmes qui n'ont pas pu réaliser leur désir de maternité. La stérilité fait régulièrement l'objet de publications diverses, et elle est souvent vécue comme un véritable drame par les femmes qui en sont atteintes alors qu'elles voudraient de toute leur âme vivre avec l'homme qu'elles aiment la merveilleuse aventure de l'enfantement.
On peut parler de stérilité lorsque, dans un couple, il y a des rapports sexuels réguliers, sans contraceptif aucun, depuis **deux ans** sans que la grossesse ne survienne. Il faut savoir que dans **un tiers des cas** la stérilité est d'origine masculine. Ce qui signifie que, dans les **deux autres tiers**, la femme doit envisager un traitement la concernant. Le médecin doit donc rechercher la **cause réelle** de la stérilité de la consultante

avant de songer à entreprendre un traitement. Les origines possibles de la stérilité sont multiples, **physiques, physiologiques** ou même **psychologiques.**

**• Physiques**

Certains **troubles** actuels ou anciens peuvent avoir causé la stérilité. Celle-ci fait partie, tout d'abord, des **séquelles** laissées par certaines maladies sexuelles déjà anciennes, comme blennorragie ou syphillis. L'avortement pratiqué antérieurement doit aussi être envisagé par le thérapeute dans le cas de stérilité. Enfin, le mauvais état des trompes est une cause de stérilité fréquente.

**• Physiologiques**

Leucorrhée, endométrie, collibacillose, ces troubles génitaux fort désagréables pour la femme doivent être soignés sans tarder. Ils peuvent entraîner une **stérilité temporaire**. Bien évidemment, un dysfonctionnement du **système hormonal** doit aussi être recherché, la fécondation étant intimement liée à ces fonctions.

**• Psychologiques**

La stérilité peut enfin être due à des **traumatismes affectifs** parfois anciens, que l'on croit oubliés et assumés, mais en réalité encore bien présents.

En dehors de ces étiologies purement féminines, le praticien dirigera ses recherches également en direction du **partenaire masculin** afin de détecter, par exemple, une éventuelle azoospermie (manque de sperme). Dans de nombreux cas, un traitement pourra et devra être conduit.

Le praticien procèdera également au dépistage d'une possible incompatibilité sanguine.

Enfin, il ne faut pas éliminer les problèmes **ostéopathiques** qui, dans certains cas, peuvent entraîner une stérilité.

Sur le plan purement **gynécologique**, il faudra rechercher plusieurs dysfonctionnements susceptibles d'entraîner la stérilité :

• La **glaire cervicale** insuffisante,

• La consistance du **muscle utérin** qui peut, par exemple, manquer de souplesse,

• Les **trompes** utérines, parfois obstruées ou spasmées,

• Les problèmes liés aux **ovaires** où l'homéopathie sera parfois impuissante.

Dans les cas de stérilité, il est évidemment indispensable de consulter et d'entreprendre les recherches nécessaires ainsi que des traitements autres que l'homéopathie. Mais, si la femme a conscience de présenter quelques troubles du cycle, elle peut essayer de suivre un traitement homéopathique destiné à les améliorer, dans l'optique de lutter contre sa stérilité. Qu'il entraîne un résultat ou non, ce traitement servira en quelque sorte de test préliminaire pour le médecin homéopathe. On prendra ces remèdes à raison de 3 granules matin et soir :

• Les règles sont trop courtes et il existe une prédisposition à l'anxiété ou des traumatismes affectifs,
PHOSPHORICUM ACIDUM 5CH.

• Les règles sont très abondantes,
PULSATILLA 5CH,
PHOSPHORICUM ACIDUM 5CH.

• Dans le cas d'antécédents d'infections à gonocoques,
MEDORRHINUM 5CH,
PHOSPHORICUM ACIDUM 5CH.

• Il existe des antécédents spécifiques,
LUESINUM 5CH,
PHOSPHORICUM ACIDUM 5CH.

• Dans le cas d'antécédents de colibacillose.
COLIBACILLINUM 5CH,
PHOSPHORICUM ACIDUM 5CH.

• Il existe une sensation de lourdeur dans le bas-ventre avec une leucorrhée laiteuse prémenstruelle et la possibilité d'infection gynécologique, accompagnée de tristesse et d'irritabilité,
SEPIA 9CH

Au coucher, on alternera, jours pairs et jours impairs, à raison de 2 granules :
AURUM 5CH,
HELONIAS 5CH.
Enfin, on complètera le traitement, 1 fois par semaine le dimanche, par :
NATRUM MURIATICUM 7CH, 5 granules au réveil,
LYCOPODIUM 5CH, 5 granules à midi,
PHOSPHORUS 5CH, 5 granules au coucher.

Les oligo-éléments recommandés en cas de stérilité sont le ZINC, le CUIVRE, le MAGNÉSIUM, le MANGANÈSE et le SÉLÉNIUM, que l'on prendra en association. On pensera aussi aux vitamines E et A, ainsi que celles du groupe B, les vitamines C et F, prises sous forme de compléments alimentaires.

**CONSEIL**

**D'une manière générale, si vous désirez un enfant, vous éviterez les stress, les sports trop violents, vous veillerez à avoir une bonne literie, des vêtements pas trop serrés afin de favoriser la circulation notamment au niveau du petit bassin. Le plus possible, vous créerez autour de vous une atmophère harmonieuse, calme, et cultiverez les pensées positives.**

## LES PETITS ENNUIS DE LA GROSSESSE

La grossesse n'est pas une maladie. Pendant les neuf mois de gestation, la future mère peut simplement prétendre à un **confort optimal** et l'homéopathie lui permet de mettre fin à certains petits ennuis physiologiques sans risque.
Les transformations profondes qui se produisent dans le corps tout au long de ces semaines, simplement **mécaniques** (comme l'incidence de l'augmentation normale du poids), ou **physiologiques** peuvent entraîner un certain nombre de désagréments pour lesquels l'homéopathie constitue une thérapeutique efficace. La surveillance du médecin traitant écartera par ailleurs tout risque d'affection plus sérieuse, tant pour la mère que pour l'enfant. Il faut souligner que le médecin homéopathe ne va pas prescrire en fonction du trouble lui-même, mais dans la perspective du « profil homéopathique » qui caractérise la patiente. Le praticien est d'ailleurs aidé dans sa démarche thérapeutique par l'intensité accrue des sensations, positives comme négatives, de la femme enceinte. Tous ces signaux, hautement subjectifs, sont autant d'indications importantes pour guider la prescription. N'hésitez donc pas à **noter vos observations** et à les confier à votre médecin.
Chaque femme a son identité propre et son originalité. De même, chaque grossesse est particulière. Il se crée, entre la

mère et l'enfant, une véritable **symbiose** absolument unique, le médecin homéopathe va donc considérer chaque femme enceinte de manière différente.
Nous allons examiner ci-après les petits ennuis qui peuvent vous empoisonner la vie pendant la grossesse et que l'homéopathie peut facilement soulager.

## NAUSÉES ET VOMISSEMENTS

Les nausées (envie de vomir sans cause digestive) sont tellement fréquentes qu'elles sont devenues pour tout un chacun une sorte de test. Dès qu'une jeune femme se dit écœurée, c'est la première chose à laquelle on pense !... Les nausées disparaissent généralement au **quatrième mois**, parfois bien avant. Elles peuvent être provoquées par la vue ou l'odeur de certains aliments. Elles peuvent aussi survenir le matin et être améliorées en mangeant. Elles peuvent être **latentes ou violentes**, **suivies ou non de vomissements**. Dans certains cas, d'ailleurs, ces derniers surviennent sans nausée. Les nausées comme les vomissements sont dus aux bouleversements hormonaux qui se produisent au début de la grossesse et qui retentissent sur le système digestif. Ils peuvent aussi avoir une origine nerveuse.
Certains remèdes peuvent contribuer à les atténuer ou à les faire disparaître plus vite.

• Les nausées sont paradoxalement améliorées en mangeant, aggravées par les odeurs de tabac, de parfum, par les contrariétés. Le contexte est celui d'une femme nerveuse, d'humeur variable, sujette aux angoisses, aux sensations d'oppression, de « boule à la gorge »,
IGNATIA 5 CH, 3 granules 2 à 3 fois par jour, avant chacun des principaux repas.

**CONSEIL**
**À propos d'odeur de tabac, il convient de rappeler que le tabagisme passif est une réalité. Si la future mère doit s'abstenir de fumer, il ne faut pas non plus qu'elle s'expose à des atmosphères enfumées :**
**elle provoquerait ainsi des nuisances presque équivalentes à son enfant.**

• Les nausées se déclenchent le matin au réveil, empirant lorsque la malade se lave les dents, mais disparaissant lors de la prise du petit déjeuner, avec une sensation de creux à l'estomac non améliorée en mangeant,
ou encore la future mère éprouve une intolérance au lait, dont l'absorption provoque des diarrhées,
SEPIA 5CH, 3 granules 2 à 3 fois par jour, voire plus souvent.

• Les nausées sont constantes, non améliorées par les vomissements, et la salivation intense. Quelle que soit l'intensité des troubles, la langue reste toujours propre.
IPECA 5CH, 3 granules 2 à 3 fois par jour.

• Les nausées s'accompagnent d'une tendance aux vertiges, aggravées en voiture, par le mouvement ou par la vue du mouvement, par les odeurs de cuisine et le matin au réveil,
COCCULUS INDICUS 5CH, 3 granules 2 à 3 fois par jour.

• Il s'agit en fait des nausées et des vomissements incoercibles de la grossesse. Les nausées sont aggravées par le mouvement, améliorées par le repos,
SYMPHORICARPUS 3CH, 10 gouttes par jour dans un peu d'eau. C'est un remède prescrit souvent systématiquement.

On peut pratiquer en applications externes au niveau du foie et au creux de l'estomac d'huile essentielle de ROMARIN dans quelques gouttes d'huile d'amandes douces ou de lanoline.

**CONSEIL**

**Parmi les remèdes « de bonne femme », il en est un qui peut faire sourire mais qui est souverain contre le mal de voiture, les nausées provoquées par le mouvement et les odeurs. Il s'agit tout simplement de maintenir sur la poitrine, au niveau du sternum... un petit bouquet de persil frais.**

***AVERTISSEMENT***

***La fausse couche ou avortement spontané est redoutée par la plupart des femmes enceintes. Il ne faut surtout pas en faire une obsession,***

***le stress ainsi engendré serait en lui-même dangereux. Le mieux est, d'une part d'éviter les facteurs de risque : les moyens de transport brutaux (moto, cheval, bateau style hors-bord, ski nautique etc). sont à proscrire. Seuls les exercices physiques doux sont admissibles. D'autre part, il convient d'être attentive aux signes avant-coureurs : interruption des « témoins » de la grossesse (nausées, tension des seins, etc.) pendant les premiers mois, puis des mouvements du bébé, enfin, dans les derniers mois. Dans les derniers mois aussi, des contractions de l'utérus doivent également alerter immédiatement. À toutes les époques de la grossesse, un saignement doit être tout de suite pris en compte et faire penser au risque d'avortement spontané. En cas d'urgence, on prendra toutes les cinq minutes, en attendant l'arrivée du médecin, 3 granules de ACTAEA RACEMOSA 5CH (qui atténue les spasmes du col utérin) et SABINA 5CH (qui lutte contre la douleur et le saignement) en alternance.***

## AÉROPHAGIE

Sans gravité, ce phénomène n'en est pas moins désagréable et parfois fatigant. L'air que l'estomac tend à rejeter n'a pas été avalé mais fabriqué par **fermentation des aliments**.
Il convient donc de mastiquer lentement, en parlant peu, et d'éviter les sources de stress et les aliments trop lourds.

On prendra 3 granules, 3 fois par jour, jusqu'à guérison, des médicaments suivants, choisis selon les symptômes éprouvés :

• L'aérophagie s'accompagne de renvois bruyants et fréquents, et est aggravée par les contrariétés.
Il se produit souvent des douleurs d'estomac après ingestion de sucreries et la future mère est une femme pressée, impatiente,
ARGENTUM NITRICUM 9CH.

• Il se produit des renvois à goût d'aliments, avec ballonnements, difficulté à respirer améliorée par l'apport d'air.
Le ballonnement est soulagé après renvoi,
CARBO VEGETALIS 9CH.

• Il existe des renvois et des ballonnements qui ne sont pas soulagés après le renvoi,
CHINA RUBRA 9CH

Prendre une infusion chaude à raison de 5 g par tasse du mélange suivant : semences de ANETH, ANIS VERT, CORIANDRE, CUMIN, FENOUIL, feuilles de BASILIC et de VÉRONIQUE, après chaque repas.

Des compléments alimentaires associant MANGANÈSE, CUIVRE, COBALT, OR, ARGENT peuvent aussi être recommandés.

**CONSEIL**
**Rappelons que manger les fruits à la fin du repas favorise les fermentations intestinales (voir rubrique « Alimentation » p. 76).**

## DOULEURS ABDOMINALES

Il est normal de ressentir, de temps à autre, quelques petites douleurs au niveau du ventre dues à la **pression du fœtus** sur les organes digestifs, intestin et estomac.

Mais toute douleur **persistante ou violente** doit vous amener immédiatement chez votre médecin qui pratiquera les examens préventifs nécessaires et rééquilibrera éventuellement votre hygiène alimentaire.

Pour les petites douleurs sans gravité, vous pouvez choisir les remèdes qui vous conviennent, selon les symptômes que vous éprouvez :

• Petites contractions douloureuses, apparaissant et disparaissant rapidement, avec sensation de tiraillements à la partie inférieure de l'abdomen,
CAULOPHYLLUM 5CH, 3 granules en cas de besoin.

• Les contractions utérines violentes sont associées à des crampes dans les mollets, disparaissant en marchant sur du carrelage froid. La persistance de tels symptômes doit faire consulter, CUPRUM ARSENICUM 5CH, 3 granules en cas de besoin.

• Les crampes abdominales brusques s'accompagnent de douleurs irradiant de la région du coccyx vers l'avant, au ventre et aux cuisses,
VIBURNUM OPULUS 5CH, 3 granules en cas de besoin.

• Il existe une sensation de spasmes au niveau de l'utérus, avec impression de pesanteur utérine, d'expulsion utérine,
SECALE CORNUTUM 5CH, 3 granules en cas de besoin.

• Les crampes utérines sont violentes et brusques avec douleurs en éclair. Les douleurs disparaissent lorsque la future mère se plie en deux ou applique localement de la chaleur.
MAGNESIA PHOSPHORICA 5CH, 5 granules en cas de besoin.

***AVERTISSEMENT***
***La femme enceinte doit apprendre à supporter un certain inconfort inévitable. Par contre, elle ne doit pas rester passive devant des douleurs abdominales, de quel type que ce soit, dès qu'elles se répètent et se prolongent. Une consultation médicale s'impose dans ce cas.***

**CONSEIL**
**Veillez à bien mastiquer vos aliments et à éviter certains mélanges, comme les fruits à la fin du repas.**

## DOULEURS LOMBAIRES

La **position du fœtus**, certaines anomalies de courbure dorso-lombaire (de la colonne vertébrale au niveau des « reins ») acquises ou induites par les conditions de vie (travail, transport, etc.) sont responsables très souvent de douleurs lombaires chez la femme enceinte. Il nous paraît indispensable de rappeler ici trois **mesures d'hygiène de vie** qui soulageront ou éviteront ce type de douleurs.

• dormir sur un matelas dur, si possible posé sur des lattes ou un excellent sommier,
• dormir sans oreiller ou avec un tout petit,
• pratiquer, 1 à 2 fois par semaine, une demi-heure de nage sur le dos.
Quant à l'homéopathie, elle intervient, grâce à quatre remèdes spécifiques, pour vous aider à combattre ces douleurs et à améliorer votre confort :

• Les douleurs lombaires sont hautes, siégeant au niveau des angles costo-lombaires, avec aggravation en position debout, à genoux et en marchant. Les douleurs sont améliorées par la pression forte, les massages et couchée sur un plan dur, SEPIA 5CH, 3 granules 1 à 2 fois par jour.

***AVERTISSEMENT***

***Attention aux voyages en voiture. Même chez l'individu « normal », la voiture finit par entraîner, par les vibrations et la position en général mauvaise (que l'on conduise ou non), des problèmes de dos. A plus forte raison quand celui-ci doit supporter le poids du fœtus. Par ailleurs, il faut aussi se méfier de la ceinture de sécurité qui porte sur le ventre et peut, en cas de choc, provoquer un incident sérieux.***

**CONSEIL**

**Un kinésithérapeute, un ostéopathe pourront vous indiquer les mouvements à ne pas faire. Ainsi, le geste tout simple, quotidien, de ramasser quelque chose peut être néfaste pour la colonne vertébrale. Évitez les torsions (se retourner en voiture, par exemple), ne soulevez rien de lourd et, pour ramasser quelque chose à terre, baissez-vous jambes fléchies, jamais tendues.**

• Une faiblesse douloureuse des muscles dorso-lombaires donne une tendance à se pencher en avant et est améliorée étendue ou par la pression forte à l'endroit douloureux, KALIUM CARBONICUM 5CH, 3 granules 1 à 2 fois par jour.

• Les douleurs sont à type de spasmes, localisées au niveau du sacrum (base de la colonne), irradiant dans les cuisses,
• VIBURNUM OPULUS 5CH, 3 granules 1 à 2 fois par jour.

• Les douleurs lombo-sacrées à type de pesanteur (sensation de lourdeur dans cette zone) se produisant chez une femme dont la tendance dépressive est améliorée par les distractions ou les occupations diverses auxquelles elle peut se livrer. HELONIAS 5CH, 3 granules 1 à 2 fois par jour.

**CONSEIL**
**Les femmes musclées ont en général moins de problèmes de dos que les autres. Dès le début de la grossesse, vous pouvez renforcer l'armature musculaire soutenant votre colonne vertébrale par des exercices appropriés, à condition qu'ils ne soient pas violents. Un kinésithérapeute, un ostéopathe pourront vous conseiller utilement et vous recommander certains mouvements en fonction de votre morphologie et du déroulement de la grossesse.**

## VARICES ET TROUBLES VEINEUX DES MEMBRES INFÉRIEURS

Les symptômes affectant la circulation veineuse sont fréquents au cours de la grossesse et s'accompagnent parfois de troubles secondaires tels que **l'enflure des chevilles ou des mains**. La principale cause est **mécanique** : le fœtus, par sa masse, bloque la circulation de retour (veineuse) au niveau du bassin. De plus, la future mère, surtout dans les derniers mois, ralentit son activité physique. Enfin, ces ennuis veineux ont aussi souvent une origine hormonale. Il faut noter qu'il existe un **facteur héréditaire** (on parle de « familles à varices ») et, dans le cas où existe ce facteur familial, on doit redoubler de vigilance en mettant en route un traitement préventif.

Dans les cas d'œdème, on pourra compléter le traitement homéopathique par des tisanes de BRUYÈRE (dont le goût est délicat) éventuellement sucrées au miel de bruyère.

Localement, la BRUYÈRE qui possède des vertus anti-inflammatoires et diurétiques pourra être employée ainsi : prendre 60g à 70g de fleurs fraîches, les faire macérer dans de l'huile d'olive vierge (en les recouvrant) pendant 2 semaines et remuer vivement avec une cuiller de bois. Presser le jus, passer et utiliser cette huile pour de légers massages sur les régions concernées.

• Il existe des varices des membres inférieurs et au niveau de la vulve avec sensation de meurtrissure, avec fragilité des capillaires, petites varicosités bleuâtres et ecchymoses faciles, HAMAMELIS VIRGINICA en gouttes D6, 20 gouttes 1 à 2 fois par jour ou en 4CH,3 granules 1 à 2 fois par jour.

• Les varices de la grossesse rendent la marche difficile et s'accompagnent d'une sensation de courbature et d'une certaine sensibilité au toucher,
BELLIS PERENNIS 5CH, 3 granules 1 à 2 fois par jour.

• Il s'agit des varices douloureuses de la grossesse,
MILLEFOLIUM 5CH, 3 granules 1 à 2 fois par jour.

***AVERTISSEMENT***
***Attention aux vêtements trop serrés. Des chaussettes ou socquettes à l'élastique trop dur et trop compressif, un « jogging » comprimant la cheville peuvent causer ou aggraver les troubles circulatoires. L'exposition trop prolongée au soleil est également nuisible.***

**CONSEIL**
**Pendant les mois où le temps est clément, la marche dans l'eau de mer est tout à fait bénéfique. Longez le bord à la distance nécessaire pour avoir de l'eau jusqu'au milieu des cuisses, afin de ressentir la résistance du liquide, et marchez lentement, sans vous fatiguer, en respirant à fond, pendant au moins un quart d'heure. Vous pouvez aussi faire ce petit exercice en eau douce (rivière, lac) ou en piscine.**

**La gemmothérapie** peut apporter un supplément d'efficacité sous la forme de bourgeons de SORBUS DOMESTICA en macération glycérinée 1 fois le matin et CASTANEA VESCA même macération, 1 fois le soir à raison de 30 gouttes à chaque prise.

On pensera aux vitamines A, B1, E et P, sous forme de compléments alimentaires naturels.

## CRAMPES

Les crampes apparaissent souvent au cours de la grossesse, même chez des femmes qui n'y sont pas habituellement sujettes. Elles sont souvent la conséquence des **troubles veineux** ou proviennent d'une **fuite des minéraux** (absorbés par le bébé), notamment CALCIUM et POTASSIUM. D'où le rôle important de l'équilibre alimentaire et de la supplémentation vitamino-minérale (voir plus haut).
On prendra 3 granules, 3 fois par jour avant les principaux repas, de l'un des médicaments suivants :

• Si les crampes sont améliorées par les applications chaudes et en repliant le membre,
COLOCYNTHIS 9CH.

• Si les crampes se situent aux extrémités, surtout au cours d'une diarrhée,
CUPRUM METALLICUM 9CH.

• Pour des crampes violentes rendant irritable,
NUX VOMICA 9CH.

Masser l'endroit de la crampe avec un mélange d'huiles de VALÉRIANE, CAMOMILLE, LAURIER et MARJOLAINE soit alternées, soit associées.

L'association des oligo-éléments CUIVRE, OR, ARGENT est recommandée également.

**CONSEIL**

**marcher pieds nus sur un carrelage froid réussit souvent bien. Mais attention en hiver.**

## CONSTIPATION

Le premier remède à ce trouble, rendu très fréquent par la **congestion locale** due à la présence du fœtus, réside dans une bonne hygiène de vie : **exercice physique** non violent et **alimentation** équilibrée et riche en fibres. Rappelons ici le rôle très important que jouent les fibres dans la digestion (voir plus loin la rubrique « Fibres » p. 84). Légumes surtout, crus et cuits, mais aussi fruits, céréales complètes et légumineuses assureront un transit intestinal optimum. Par ailleurs, il faut veiller à boire suffisamment (au moins un litre et demi par jour, réparti au long de la journée), certains types de constipation survenant par sécheresse de la muqueuse intestinale.
Il existe des remèdes homéopathiques fort utiles pour rétablir un fonctionnement intestinal normal et confortable.

• Il s'agit d'une constipation sans envie, avec des selles dures et pâles, nécessitant de gros efforts,
COLLINSONIA 5CH, 3 granules matin et soir.

• Il s'agit d'une constipation sans envie, mais avec une sensation de pesanteur dans le rectum, comme si une balle y était coincée. Les selles sont sèches, dures et foncées,
SEPIA 5CH, 3 granules matin et soir.

***AVERTISSEMENT***

***Si vous souffrez de constipation, évitez de forcer pour aller à la selle. Vous n'obtiendrez pas l'effet voulu, mais risquerez de provoquer, à force, l'apparition d'hémorroïdes.***

**CONSEIL**

**Ne soyez pas obnubilée par l'heure d'aller à la selle. Peu importe si cela ne se produit pas exactement le matin, par exemple. Par contre, ne vous retenez jamais (ce que font souvent les femmes) et donnez-vous les moyens de répondre à la moindre sollicitation de votre intestin : veillez à avoir un accès facile aux toilettes là où vous vous trouvez et ne retardez pas le moment de vous y rendre par timidité ou gêne.**

Les graines de PSYLLIUM sont à préférer à celles de lin souvent conseillées. On en prendra 1 cuillérée à café, mélangée juste au moment de la prise à un aliment liquide (soupe, yaourt, boisson).

***AVERTISSEMENT***
***Il faut se méfier des produits miracles vantés par les publicités. Ils sont généralement composés de plantes actives certes, mais irritantes pour la muqueuse intestinale. Au début, on obtient un résultat, puis apparaissent des coliques et, enfin, la muqueuse devient atone (sans activité) par réaction à cette agression.***

## HÉMORROÏDES

Les hémorroïdes sont en quelque sorte des varices survenant au niveau de **l'anus ou du rectum**. Dans certains cas, elles peuvent être externes, c'est-à-dire qu'elles se développent en-dessous de l'anus. Chez une femme qui présente une fragilité veineuse mais qui n'en a jamais souffert, les hémorroïdes peuvent très bien survenir **au moment de la grossesse**.
Premier remède, **combattre la constipation** comme on vient de l'indiquer plus haut, afin que l'éviction des selles ne demande aucun effort qui pourrait éventuellement être à l'origine de la formation des hémorroïdes.
De plus, on proscrira de l'alimentation tous **les aliments très épicés**, les condiments forts (poivre, piments, moutarde, vinaigre) qui sont des facteurs déclenchants ou aggravants des hémorroïdes et de tous les troubles circulatoires en général.

Enfin, on se tournera vers l'homéopathie pour résoudre ce problème fort désagréable.

• Les hémorroïdes sont extériorisées, saignantes, très douloureuses avec douleurs piquantes.
Il existe des démangeaisons, améliorées par des applications chaudes,
COLLINSONIA 5CH, 3 granules 1 à 2 fois par jour.

• Les hémorroïdes sont internes ou externes, peu ou pas saignantes, peu ou pas douloureuses. On constate une amélioration des symptômes par des applications froides, ÆSCULUS HIPPOCASTANUM 4CH.

Le MARRONNIER D'INDE est un des grands remèdes des hémorroïdes. Localement, on l'utilise en pommade en TM à raison d'une application matin et soir.
En traitement général, on prendra les granules 4CH à raison de 3 granules matin et soir. Ou encore les gouttes en D6 à raison de 20 gouttes 2 fois par jour.

***AVERTISSEMENT***
***La sédentarité est un facteur aggravant. Même si vous avez envie de « cocooner », forcez-vous à marcher chaque jour et évitez de rester assise trop longtemps. Pour vous détendre, il vaut encore mieux vous allonger sur un lit de repos ou une chaise longue.***

**CONSEIL**
**Si vous êtes habituée à manger « relevé », remplacez moutarde et poivre par une abondance d'herbes fraîches, estragon, cerfeuil, persil, ciboulette, etc. Outre leur saveur et leur fragrance, elles rendront vos plats encore plus appétissants et enrichiront votre alimentation de vitamines et de minéraux.**

Les oligo-éléments à recommander sont : CUIVRE, OR, MAGNESIUM, COBALT.

En **aromathérapie**, on prendra 2 gouttes 3 fois par jour d'huile essentielle de CYPRÈS sur un sucre ou dans un peu de miel. Ne pas dépasser la quantité indiquée.

## PYROSIS

Le pyrosis se caractérise par une **sensation de brûlure** assez vive, remontant tout au long de l'œsophage, pour se terminer, au niveau de la gorge et de la bouche, par des renvois de liquide acide et brûlant. Encore appelé brûlure digestive, ce phénomène très fréquent est particulièrement désagréable et lancinant. Ce trouble particulier à la grossesse n'indique pas un réel problème de santé de la future mère, il est simplement dû à la place occupée – de plus en plus au fur et à mesure que le temps passe – par **le fœtus** qui « pousse » sur l'estomac. En principe, ce symptôme doit disparaître après l'accouchement. Pendant la grossesse, si l'intensité est importante, il est indispensable de consulter son médecin.

Ces symptômes peuvent être améliorés avec
ROBINIA 4CH, à raison de 3 granules, matin et soir.

Prendre avant les repas une décoction (chaude ou froide) de racines d'ACORE, de GENTIANE, d'AUNÉE, de GUIMAUVE et de CONSOUDE, de plante d'ABSINTHE, de VÉRONIQUE et de MILLEFEUILLE le tout en parties égales à raison de 5 g du mélange par tasse.
En **aromathérapie**, les huiles essentielles de CITRON et de MENTHE associées, à raison d'1 goutte de chaque, prises sur un sucre, apporteront un soulagement.

L'association CUIVRE, OR, ARGENT est également à conseiller.

## ALBUMINURIE

L'albuminurie est un taux excessif d'albumine dans les **urines**. Elle est liée à l'assimilation des protéines. Elle peut s'accompagner de légers picotements en urinant ou de lourdeur dans les reins, mais survient souvent sans symptômes particuliers. C'est pourquoi elle est toujours **surveillée par le médecin**. La future mère a la possiblité de pratiquer des contrôles fréquents elle-même grâce aux testeurs vendus en pharmacie. On évite ainsi qu'une montée brusque du taux d'albumine dans les urines passe inaperçue.

En cas d'albuminurie, en attendant de voir le médecin, on prendra :
SERUM D'ANGUILLE 3DH
3 granules 3 fois par jour systématiquement. On complétera avec 3 granules, 3 fois par jour, de l'un ou plusieurs (si on hésite) de ces produits :

• Pour des douleurs dans la région des reins, avec des urines peu fréquentes, douloureuses, avec du sang.
Les paupières sont éventuellement gonflées, les jambes enflées. On constate une aggravation par le bain chaud,
APIS MELLIFICA 9CH.

• Les mictions sont fréquentes et abondantes, les urines épaisses, comme farineuses.
On sent parfois le passage d'une masse gélatineuse, avec des douleurs dans la région des reins,
PHOSPHORICUM ACIDUM 9CH.

• L'urine est foncée, la miction difficile, goutte à goutte, avec une lenteur générale des réactions physiques et psychiques,
PLUMBUM METALLICUM 9CH.

Le traitement par les plantes est intéressant pour drainer. Prendre une infusion (10 minutes) de CHIENDENT (2 parties), QUEUES DE CERISES (2 parties), REINE-DES-PRÉS (3 parties), BUSSEROLE (2 parties), PARIÉTAIRE (2 parties), AUBÉPINE (1 partie), à raison d'une poignée du mélange pour 1 litre d'eau. À boire 4 fois par jour. Eviter le GENIÈVRE si l'on suspecte une lésion rénale.

CUIVRE, OR, ARGENT sont à conseiller comme oligo-éléments.

**CONSEIL**
**En cas de risque d'albuminurie, il faut éviter les excès de protéines (viande, poisson, œuf) : ne pas prendre deux de ces aliments au même repas. De même, il peut être utile de diminuer, voire de supprimer, le sel (se reporter à la rubrique « Alimentation » p. 76).**

## CYSTITES

Il s'agit là d'une véritable affection qui nécessite une consultation médicale. La cystite est, en effet, une **inflammation de la vessie** due généralement à la présence de germes microbiens. Le médecin traitant, après examen, fera la distinction entre les petits troubles normaux de la grossesse et la véritable cystite. En effet, la présence du fœtus peut occasionner des envies

plus fréquentes et de légères sensations de brûlures.
Si l'examen et l'exploration n'ont révélé aucune infection, on améliorera les symptômes avec :

• Il existe des brûlures urinaires avec urines abondantes et douleurs lombaires,
EUPATORIUM PURPUREUM 5CH, 3 granules matin et soir.

• Il existe des douleurs en urinant avec irradiation à la vessie. Les urines sont troubles et leur présence doit inciter à consulter votre médecin,
POPULUS TREMULA 5CH, 3 granules 2 à 3 fois par jour.

**Gemmothérapie** :
au réveil, 30 gouttes de VACCINIUM VITIS IDEA bourgeons 1 fois dans 200 g d'eau de la Preste.
• 1/2 heure avant le déjeuner : 30 gouttes de BETULA PUBESCENS bourgeons et radicelles, 1 fois dans de l'eau.
• Au coucher, 30 gouttes de bourgeons FAGUS 1 fois.
**Aromathérapie :** 1 goutte du mélange d'huile essentielle de EUCALYPTUS, CAJEPUT, LAVANDE, SANTAL, GÉRANIUM, NIAOULI, CYPRÈS, MYRTE, sur un sucre.

L'association CUIVRE, OR, ARGENT est à conseiller.

# DÉPRESSION NERVEUSE

En règle générale, la future mère vit une période heureuse et épanouie. Le bonheur de l'attente est à l'ordre du jour. Cependant, même dans les conditions les plus favorables, la future mère peut présenter des troubles de l'humeur, qui varieront en fonction de ses antécédents. S'il s'agit vraiment de **symptômes dépressifs**, ils devront toujours être pris au sérieux. Si le traitement n'est pas mis en place suffisamment tôt, il peut s'installer une véritable dépression très difficile à traiter. D'autant plus que, **après l'accouchement**, survient chez pratiquement toutes les femmes une période légèrement dépressive, que l'on nomme souvent le « baby-blues », qui ne rencontrerait aucune résistance si la jeune mère était déjà déprimée avant.
On pensera donc dans tous les cas à :

LEPIDOLITE D8 accompagné de l'un des remèdes suivants :

• Il existe une grande fatigabilité chez une femme déprimée dont l'état psychique est très amélioré par la distraction ou en étant occupée,
HELONIAS 9CH, 3 granules 1 fois par jour.

• On constate une hypersensibilité nerveuse chez une femme bouleversée par le moindre événement, avec pleurs spontanés ou provoqués par le moindre souci, par la musique,
AMBRA GRISEA 9CH, 3 granules 1 fois par jour.

• La femme est triste et déprimée, avec sensation de grande pesanteur du bas-ventre, avec une indifférence à tout ce qui l'entoure sauf à son état,
SEPIA 9CH, 3 granules 1 fois par jour.

Il faut noter que SEPIA est le grand remède de la grossesse. Il s'adresse en effet à certains troubles parmi les plus fréquents chez la femme enceinte : nausées au réveil et à l'odeur des aliments, sensation de creux à l'estomac non améliorée en mangeant, vomissements, constipation, tendance aux varices et aux hémorroïdes, dépression et fatigue.

***AVERTISSEMENT***
***Il faut se garder, sauf indication médicale, de trop rester à la maison. Le fait de se trouver entre quatre murs, fût-ce les siens, relativement inactive, sans les stimuli de l'extérieur, est par lui-même générateur d'une certaine déprime. Forcez-vous à sortir, contemplez les vitrines si vous êtes en ville, admirez la nature si elle vous est accessible.***

**CONSEIL**
**Votre bébé a besoin de votre sérénité et de votre gaieté. Il ressent vos humeurs et votre anxiété lui est nuisible. Dès que vous avez la possibilité de vous reposer, essayez de penser à des choses gaies, à des paysages lumineux, à des événements heureux de votre existence ou enfin à des personnes que vous aimez. Ces exercices de visualisation positive vous aideront à retrouver votre sérénité.**

Une infusion de plantes de BALLOTE, AGRIPAUME, LOTIER, BASILIC, racines de VALÉRIANE, 5 g de ce mélange en parties égales à raison de 2 tasses par jour dont une au coucher.

Association CUIVRE, OR, ARGENT 2 ml chaque jour, et MAGNÉSIUM 2 ml 3 fois par semaine.

## TROUBLES DU SOMMEIL

Le problème du sommeil et de la difficulté à l'endormissement se pose très souvent chez la femme enceinte. C'est pourquoi ce sujet est traité dans une séquence à part entière.
En effet, on constate actuellement un usage de plus en plus **fréquent et important** de drogues allopathiques destinées à remédier à ces troubles. Or, à notre avis, **il ne peut être conseillé** aux femmes enceintes de poursuivre un tel traitement pendant leur grossesse. Et ce, quelle que soit la cause de ce sommeil difficile, soucis professionnels, conditions de vie ou de travail, anxiété… La prise de somnifères est une solution de facilité qui peut **compromettre** la santé du futur bébé et maintenir la future mère dans une **dépendance** qui posera problème pour l'allaitement et, dans les années suivantes, pour l'équilibre neuro-végétatif de la jeune mère. Il faut bien savoir que l'homéopathie apporte, dans tous ces cas d'insomnie ou d'endormissement difficile, **une solution simple**, **efficace et surtout non toxique**. Elle prend en compte la femme enceinte dans sa globalité et apporte une solution thérapeutique adaptée à sa personnalité et à ses antécédents.

Deux cas de figure se présentent dans le traitement des troubles du sommeil de la femme enceinte :

- Ou bien le médecin prescrit un traitement homéopathique en **première intention**. C'est-à-dire que la future mère vient le consulter sans avoir eu recours à aucun traitement autre, y compris allopathique.
- Ou bien la femme enceinte a réalisé les risques que comporte le médicament allopathique et vient consulter pour trouver une solution qui ne présente aucun danger pour son enfant ni pour elle-même. Dans ce cas, le traitement homéopathique prendra le **relais** du traitement allopathique, et il faudra procéder à un sevrage progressif.

***AVERTISSEMENT***
***Ne procédez pas vous-même à ce sevrage. Seul le médecin pourra doser exactement et de façon adaptée à la patiente la progression à la fois du sevrage et du traitement.***

## ■ *Insomnies, suractivité physique et/ou psychique*

Dans ce cas, prendre l'un des remèdes suivants :

• Pour une femme à l'activité professionnelle intense qui abuse de stimulants divers (café, alcool, tabac, etc.), qui se réveille deux à trois heures après s'être endormie pour penser à son travail et se rendort peu avant que le réveil ne sonne,
NUX VOMICA 7CH.

Outre le traitement homéopathique, on pourra prendre le soir au coucher une tisane des cinq plantes (MARJOLAINE, TILLEUL, CAMOMILLE, VERVEINE, ORANGER) dont le goût délicieux s'accompagne d'une efficacité réelle. On trouve le mélange tout prêt dans les pharmacies ou les magasins de diététique. Veiller à la qualité des plantes.

• Épuisée cérébralement, la malade est triste, découragée, sans volonté, irritable et émotive. Elle sursaute au moindre bruit, au moindre contact. Elle souffre d'insomnie à la moindre excitation nerveuse,
KALIUM PHOSPHORICUM 7CH.

## ■ *Insomnies par soucis*

Prendre le soir au coucher 3 granules de l'un de ces remèdes :

• Femme de mauvaise humeur, triste, hypersensible, émotive et qui se fait constamment du souci. Assoupie durant la journée, elle a le sommeil agité, troublé par de mauvais rêves, avec un réveil à quatre heures du matin où elle ressasse ses soucis,
THUYA 5CH.

• Il existe une hypersensibilité nerveuse chez une femme affaiblie par le travail, le surmenage et l'insomnie. Elle pleure facilement, envisage le pire. Cette insomnie est provoquée par les

soucis, les ennuis et la future mère doit alors se lever,
AMBRA GRISEA 7CH.

• Les soucis sont refoulés pour réapparaître la nuit, créant l'insomnie. STAPHYSAGRIA est très susceptible, l'action ou la parole aussi innocentes soient-elles la blessent. Elle n'exprimera pas sa colère mais au contraire l'intériorisera,
STAPHYSAGRIA 7CH.

## ■ *Insomnies par troubles circulatoires*

On prendra 3 granules de l'un des remèdes suivants :

• L'insuffisance circulatoire veineuse est aggravée le soir par la chaleur de la chambre,
PULSATILLA 7CH.

• Mélancolique et triste le matin au réveil, la femme se sent toujours mieux le soir.
Elle a le sommeil agité, rêve de mort, de ceux qu'elle a perdus ou de sa propre mort,
LACHESIS MUTUS 7CH.

• Faiblesse, lenteur et apathie accompagnent une anxiété, une crainte de l'avenir et de perdre la raison. Des idées désagréables surgissent dès l'endormissement qui a lieu les mains derrière la tête,
CALCAREA CARBONICA 7CH.

• Une femme gaie, bonne vivante, souvent brûlante, et chez qui les syptômes sont aggravés par la chaleur de la chambre et du lit. Le sommeil est léger et un rien la réveille.
Elle a un besoin constant de chercher une place fraîche dans son lit et une tendance à sortir les pieds du lit,
SULFUR 7CH.

D'autre part, à côté du remède spécifique à chaque type de femme, on donnera systématiquement avant le coucher 10 gouttes dans un peu d'eau du mélange phytothérapique suivant :
TILIA TOMENTOSA BG MG 1DH
PASSIFLORA TM
ESCHOLTZIA TM QSP 125 ml.

On prendra également au coucher une ampoule perlinguale de TOURMALINE LITHIQUE D8. L'association de LITHIUM et de MAGNÉSIUM dans cette préparation d'oligo-éléments a pour effet de favoriser l'endormissement par un rééquilibrage du système neuro-végétatif.
Si l'insomnie se révèle vraiment rebelle, on remplacera alors TOURMALINE LITHIQUE par une ampoule perlinguale de BULBINUM 9CH.

**CONSEIL**

**Il convient de rappeler les règles alimentaires que nous avons déjà évoquées : un régime équilibré et riche en minéraux constitue déjà un pas vers l'amélioration de l'insomnie.**

Il faut **se préparer** au sommeil. La première chose à faire est, déjà, de lutter contre l'anxiété née de l'insomnie. Si on se couche avec l'idée fixe que l'on ne va pas dormir, on ne dormira pas, compterait-on tous les moutons de la terre. Il existe toutes sortes de petits gestes quotidiens que vous mettrez peu à peu en place pour progressivement parvenir à un état psychologique et nerveux différent, plus apte à un sommeil normal : avoir un livre sous la main, de l'eau minérale à portée, s'assurer d'avoir fermé les portes, les volets ou le gaz **avant** de se coucher pour éviter d'y penser après, bref, s'assurer un maximum de sérénité au moment de l'endormissement.

Évitez de manger trop lourd le soir au dîner et ne vous couchez jamais **tout de suite après le repas**. C'est déjà peu recommandé en temps normal mais avec la présence du fœtus qui appuie sur l'estomac, dormir dans ces conditions devient un exploit. Mastiquez soigneusement vos aliments. Une digestion difficile entraîne mauvais endormissement ou, souvent, réveil dans la nuit ou cauchemars.

On l'a déjà dit, **pas de boissons alcoolisées**. Quant au café, il est en fait à proscrire. Si vous ne pouvez vous en passer, autorisez-vous seulement celui du matin. À partir de midi, il vous empêchera de dormir, même si vous êtres persuadée du contraire. Si vous tenez malgré à boire au moins du thé, faites-le très léger, infusé au maximum 3 minutes.

***AVERTISSEMENT***

***L'heure à laquelle on se couche est extrêmement importante pour l'endormissement et la qualité du sommeil. Une femme enceinte ne devrait pas se coucher plus tard que 22 heures, en tout cas jamais après minuit. La future mère doit éviter, pendant la soirée, de regarder certains spectacles de violence ou d'angoisse, notamment à la télévision, ou encore de lire des livres style « Série noire ». On n'imagine pas les dégâts que font sur le système nerveux central ce type de films ou de livres, les « thrillers » par exemple sont à proscrire absolument.***

**CONSEIL**

**Voici encore quelques trucs pour donner encore plus d'efficacité à cette préparation au sommeil :**

- **Evitez le soir d'avoir des discussions trop vives, ou portant sur des sujets qui vous passionnent.**
- **Evitez aussi les lectures trop stimulantes intellectuellement : livres documentaires, philosophiques, etc. Évadez-vous plutôt dans une histoire distrayante et sans violence.**
- **Essayez enfin au moment de vous endormir de penser à des situations gaies, heureuses. Visualisez de beaux paysages. Si vos soucis professionnels refont surface, dirigez vos pensées vers les petits détails heureux de votre avenir, la layette que vous préparez, le berceau que vous allez acheter, etc.**

Préparez-vous le soir un bain avec décoction de TILLEUL, ORANGER et SAULE.

**Aromathérapie :** mélange à parties égales d'essences d'ORANGER, BASILIC, MARJOLAINE, à raison de 1 à 2 gouttes sur un petit morceau de sucre le soir au coucher.

⚖ MAGNÉSIUM 2 ml 3 fois par semaine, ALUMINIUM 2 ml chaque jour.

## LA VIE SEXUELLE

Il ne s'agit pas ici d'un trouble, mais d'une question que se posent souvent les futures mères : faut-il ou non avoir des **rapports sexuels normaux** pendant la période de la grossesse ? La réponse est **oui**.
D'ailleurs, le nouvel équilibre hormonal que connaît la future mère favorise un certain renouvellement du désir. Il n'y a aucun inconvénient à avoir une vie sexuelle normale, certains psychologues pensent même qu'elle offre au fœtus un meilleur **épanouissement** sensoriel et psychologique, en favorisant un contact per-utérin avec chacun des deux parents.
Dans les **trois dernières semaines** avant l'accouchement, il vaudra tout de même mieux s'abstenir pour ne pas provoquer une délivrance hâtive.

***AVERTISSEMENT***

***Evitez cependant les postures par trop acrobatiques, ce n'est pas le moment d'explorer le Kama-Sutra ! À l'exception de problèmes qui auraient été décelés par le médecin traitant, une vie sexuelle normale ne comporte aucun inconvénient. S'il existe réellement quelques risques d'avortement pendant les trois premiers mois, ils sont pratiquement inexistants pendant le reste de la grossesse.***

## PRÉPARATION À L'ACCOUCHEMENT

Se préparer à une naissance porte sur plusieurs points. On apprend certaines techniques de **respiration** ou de **relaxation**, on se prépare **psychologiquement** aussi. Mais l'homéopathie a un rôle important à jouer dans la préparation à l'accouchement au plan physiologique.
Que souhaitent la future parturiente et son obstétricien ?
Que l'accouchement dure **le moins longtemps possible**, et que la **dilatation du col** se fasse au mieux (dans le cas

contraire, on parle de dystocie, c'est-à-dire la non-progression de la dilatation du col).
De nombreux travaux scientifiques ont tenté de démontrer le rôle bénéfique de l'homéopathie à ce niveau. En particulier la thèse du **Dr Marie-Noëlle Arnal-Lasserre**, parue en 1986.
Cette étude a considéré deux groupes de femmes enceintes : un groupe traité par un complexe homéopathique et un groupe témoin.
Le complexe ainsi administré comprenait cinq remèdes dosés à la même dilution :
CAULOPHYLLUM 5CH,
ÆCTEA RACEMOSA 5CH,
PULSATILLA 5CH,
ARNICA 5CH,
GELSEMIUM 5CH.

Le traitement était donné dès le début du neuvième mois, à raison de trois granules matin et soir, puis à raison de trois granules tous les quarts d'heure à partir des premières contractions. Ces remèdes ont été choisis en fonction de leur action thérapeutique dont voici le détail :

• CAULOPHYLLUM
Il s'agit d'un **régulateur des contractions utérines**. Il élimine les spasmes et lutte contre la **rigidité utérine** qui rend le travail inefficace. Pour le prescrire, on suit le rythme des douleurs ressenties, qui sont piquantes, spasmodiques, intermittentes. On espacera les prises de la même durée que celle qui sépare l'apparition des douleurs et des contractions.
• ÆCTEA RACEMOSA
Il remédie aux **douleurs irrégulières** irradiant aux hanches et aux fosses lombaires. Ces douleurs sont généralement accompagnées de **spasmes** du col qui entravent la dilatation. Ce remède convient à une femme enceinte angoissée, irritable, et recherchant la chaleur.
• ARNICA MONTANA
Remède des **chocs**, il va ici s'opposer aux sensations de meurtrissure, aux courbatures, tout en limitant une trop forte **hémorragie** qui pourrait survenir, particulièrement de sang rouge avec des caillots.
• GELSEMIUM
Classiquement, c'est le remède du **trac** et de la **nervosité** émotive. Il est bien naturel d'avoir le trac au moment d'une

telle entrée en scène ! D'autre part, ce remède est efficace dans les cas de **dilatation difficile du col** par trop grande rigidité du muscle.

• PULSATILLA

Il s'agit d'un **régulateur des contractions** par action sur le système neuro-végétatif. Il rétablit l'**équilibre psychique.**

**On a pu constater au cours de cette étude que l'administration de ce complexe permettait de réduire de trois heures la durée moyenne de l'accouchement lors d'une première grossesse. De plus, le travail était plus efficace, réduisant de moitié le nombre de contractions sans effet. D'où un meilleur confort de l'accouchée.**

Bien que phénomène tout à fait naturel la grossesse est un phénomène physiologique d'une telle ampleur qu'elle nécessite une surveillance médicale très sérieuse. Pendant neuf mois, il va s'agir de traiter la future mère, d'améliorer son confort en luttant contre les éventuels troubles, de la maintenir en bonne santé. Pour cela, l'homéopathie est **indispensable**. En effet :

• Elle est totalement **sans danger**, pour la mère et pour l'enfant,
• Elle s'avère remarquablement **efficace** pour réduire les divers symptômes gênants de la future mère.

Ensuite, au moment de l'accouchement.

• Elle **facilite la délivrance.**
• Elle permet d'éviter le presque incontournable « coup de cafard », connu sous le nom de « **baby-blues** », qui suit l'accouchement.

Mais il reste un point essentiel à considérer pour justifier l'emploi de l'homéopathie au cours de la grossesse. Toute femme, en effet, est caractérisée par un certain nombre d'**antécédents**, c'est-à-dire de prédispositions héritées des ascendants et transmises par les gènes ou de traumatismes acquis dans sa propre existence. L'enfant va hériter cet ensemble de prédispositions parfois négatives, **à la fois de son père et de sa mère**. Par exemple, une mère souffrant d'eczéma et un père asthmatique vont transmettre à l'enfant l'une ou l'autre de ces tendances, parfois les deux.

Traitement de terrain, l'homéopathie va donc, au cours des neuf mois de gestation, **minimiser**, **voire éviter**, **la transmission de ces tendances négatives** en drainant les

toxines des parents et en améliorant le terrain de l'enfant.
L'emploi de l'homéopathie dans cette optique doit être extrêmement **personnalisé**. Il est donc indispensable de consulter son médecin homéopathe, lequel établira avec précision la liste des risques encourus par l'enfant en fonction des antécédents des parents.
Pour pratiquer ce traitement dit ***eugénisme bio-natal*** (ou prénatal), la future mère prendra successivement, tous les dix jours et le plus tôt possible, les doses suivantes en alternance :

- une dose de SEPIA 9CH
- une dose de MEDORRHINUM 9CH
- une dose de NATRUM MURIATICUM 9CH
- une dose de CALCAREA PHOSPHORICA 9CH
- une dose de SILICEA 9CH
- une dose de T. R. 9CH
- une dose de CALCAREA CARBONICA 9CH
- une dose de SULFUR 9CH
- une dose de PSORINUM 9CH
- une dose de CALCAREA FLUORICA 9CH
- une dose de LUESINUM 9CH

## ■ *La sophrologie*

La sophrologie a acquis ses lettres de noblesse dans la préparation des parents à la naissance de leur enfant. Elle s'appuie principalement sur des techniques de **visualisation** et de **relaxation**. Elle permet à la future mère de prendre pleinement conscience de son corps et des transformations qu'il subit ainsi que de la présence du petit être qui grandit en elle.
Plusieurs séries de pratiques se déroulent tout au long de la grossesse. La première séance de chacune d'elles a lieu chez le praticien. Ensuite, la femme enceinte travaille chez elle à l'aide de la cassette enregistrée. Le processus se déroule généralement ainsi :

- **Première séance :** il s'agit d'une relaxation dynamique contemplative (on demeure immobile, détendu, mais l'esprit reste en éveil), avec exercices de respiration, mobilisation de certains muscles et visualisation (essayer de faire venir à l'esprit certains spectacles vus « de l'intérieur »).
- **La seconde** est dite de relaxation concentrative. Elle permet de renforcer la maîtrise de la respiration et de certains mouvements en vue de l'accouchement (diaphragme, bassin).

• **La troisième série** comporte des mouvements plus élaborés, destinés à faciliter la souplesse en vue de l'accouchement. La future mère se concentre sur toutes les parties de son corps qui entreront alors en jeu.
• **La quatrième série** ou relaxation contemplative, apprend à la future mère à maîtriser sa respiration, par des exercices divers, et à se concentrer sur le futur bébé.
• **Au cours de la cinquième**, on apprend à activer les cinq sens et on se concentre sur le bébé.
• **La sixième séance** commence à aborder les mouvements d'écartement des cuisses et le travail des obliques. La femme se concentre sur la tétée.
• **La septième série** permet d'aborder la relaxation réflective (destinée à améliorer les réflexes), avec l'étude de diverses postures accompagnée du père.
• Elle se prolonge dans **la huitième série** qui prépare directement au vécu de l'accouchement, toujours avec le futur père.
• Enfin, au cours de **la neuvième série**, le père apprend lui-même certains gestes (massage du visage) et la mère à prendre conscience d'elle-même, le tout en position allongée.
La sophrologie prénatale permet à la future mère d'aborder l'accouchement en toute **sérénité** et de le vivre le plus efficacement et le plus pleinement possible, dans l'intérêt de l'enfant avant tout, mais aussi des parents. De plus, elle permet souvent un accouchement naturel, **sans péridurale**.

## ■ *La méthode Leboyer*

Il est utile ici de rappeler l'immense travail du Dr Leboyer qui a attiré, voici une trentaine d'années, l'attention du monde médical et des parents sur les pratiques alors en cours pour les accouchements. Ancien psychiatre, le Dr Leboyer avait en effet décelé chez certains patients des **séquelles psychologiques issues du vécu de leur naissance**. La peur ressentie alors avait laissé des traces inconscientes, certes, mais douloureuses et handicapantes. Portant alors ses travaux sur les techniques d'accouchement, il énonça un certain nombre de principes à suivre, en fait simples et évidents, pour pratiquer ce qu'il appelait désormais « **accouchement sans violence** ». À noter que certains peuples dits primitifs n'ont pas eu besoin de savants pour procéder ainsi, pour savoir écouter et respecter les rythmes naturels.
Voici comment se déroule une naissance douce :

1• Tout d'abord, on fait silence dans la salle d'accouchement, laquelle est **éclairée normalement** et non par des lampes de salle d'opération.
2• L'essentiel de la méthode se situe certainement à ce moment : lorsque l'enfant est né, **on le laisse sur la mère jusqu'à ce que le cordon ombilical cesse de battre**, preuve que la nature a fait son travail et que l'enfant s'est mis, tout naturellement, à respirer. On coupe alors le cordon et on plonge le bébé dans **un bain à 37°C** pour faire transition avec le liquide amniotique.
Un « bébé Leboyer » se met donc à respirer sans violence. À aucun moment, on ne l'entend pleurer, bien au contraire, il esquisse souvent un léger sourire. Le moment qu'il passe sur le ventre de sa mère contribue à **son équilibre psychologique futur** par la force de cette relation d'amour et l'élimination de tout phénomène d'angoisse.

**CONSEIL**
**Il existe malheureusement encore trop peu de centres qui pratiquent cette méthode. Renseignez-vous sur leurs adresses si vous désirez vous préparer en collaboration avec les thérapeutes de l'un d'eux et lisez le livre du Dr Leboyer *Pour une naissance sans violence,* éditions du Seuil (1980).**

Pendant cette préparation, vous pratiquerez au maximum la **relaxation** et les exercices de **respiration.** Savoir se relaxer est très utile pendant l'accouchement. La relaxation vous permettra d'éviter une trop grande secrétion d'acide lactique dans les muscles, responsable de la douleur.

**CONSEIL**
**Vous devez apprendre à produire des respiration amples, lentes et profondes, afin d'intensifier les échanges dans l'organisme. Celles qui pratiquent le yoga savent que c'est en retenant l'inspiration que l'on charge au maximum le sang en oxygène, ce qui a pour effet d'éliminer la fatigue et l'angoisse. Si vous vous êtes bien exercée à ce type de respiration, vous saurez, pendant l'accouchement, l'adapter au rythme des**

**contractions (c'est-à-dire accélérer au début de la contraction, diminuer en même temps que son intensité).**

### ■ *L'haptonomie périnatale*

Mise au point par le **Dr Catherine Dolto-Tolitch**, cette préparation très particulière fait largement intervenir le futur père. Elle utilise l'haptonomie (du grec *hapto*, toucher), employée dans d'autres domaines comme la psychothérapie, sorte d'art du toucher destiné à établir une communication au-delà des mots. Dans cette préparation, qui débute au septième mois, on oublie l'approche strictement médicale pour laisser libre cours à la tendresse par le **contact psychotactile**. La future mère établit un échange extrêmement fort avec son enfant : elle le touche à travers son ventre, elle lui parle, l'invite à bouger, le rassure. Très vite, **le père intervient** dans les séances, à condition que ce soit de son propre gré. En fait, cet ensemble de manipulations et d'échanges a pour but, selon une expression psychologique, une « **confirmation affective** ». L'enfant, dès sa vie *in utero*, se sent totalement accepté, aimé, accueilli. Il s'exprime aussi, il est d'ores et déjà capable de faire comprendre ce qu'il aime ou n'aime pas en répondant aux sollicitations. Enfin, certains **blocages**, certaines angoisses plus ou moins conscientes chez la mère peuvent ainsi se dénouer ce qui est très bénéfique pour l'enfant.
À la naissance, après une telle préparation, le bébé sera efficacement **accompagné par les deux parents**. Sécurisé, il sera paisible et très présent.

**CONSEIL**
**Pour trouver un praticien, il vous suffit d'adresser un courrier avec une enveloppe timbrée au *Centre international de recherche et de développement de l'Haptonomie*, Mas del Ore, Oms, 66400 Céret.**

## ALIMENTATION ET GROSSESSE

Le rôle de l'alimentation de la future mère est primordial principalement pendant les six derniers mois. C'est en effet avec les matériaux que lui fournit la mère par le biais de sa propre alimentation que le fœtus va **construire** son squelette et ses différents systèmes vitaux. Il ne faut pas que lui manque un seul nutriment et, sachant que de toute façon la nature lui donne priorité absolue, il ne faut pas non plus que la future mère risque une **éventuelle carence**.

S'il faut tordre le cou à l'adage populaire qui veut que la femme enceinte « mange pour deux », celle-ci doit également se garder de s'astreindre à des privations par peur de gagner quelques kilos. Le développement du fœtus exige évidemment un surplus d'aliments.

La règle d'or, pour la mère comme pour l'enfant, consiste à **équilibrer judicieusement les divers nutriments indispensables.** Pour cela, la méthode la plus simple est évidemment de varier le plus possible la composition des repas, ce qui élimine une grande partie des risques de carence. Plus que jamais, en effet, les vitamines, les minéraux, les oligo-éléments et les précieuses fibres sont nécessaires à la future mère.

En ce qui concerne le contrôle du poids, oubliez la méthode des calories, maintenant dépassée et peu conforme à la réalité physiologique (d'autant que les besoins caloriques de la femme enceinte n'augmentent que de 150 à 250 kcal par jour) pour privilégier l'**aspect qualitatif** de l'alimentation.

Il est important, pendant cette période, de **fractionner** les repas. Le rythme idéal s'établit ainsi : petit déjeuner, déjeuner, collation dans l'après-midi, dîner. Un bon moyen pour éviter les nausées, surtout au début de la grossesse.

**CONSEIL**

**Pour assurer à l'organisme de la future mère une qualité nutritionnelle optimale des aliments, il convient d'éviter les aliments dévitalisés tels que conserves, salaisons (à éviter également à cause du sel) et, à un degré moindre, surgelés. Seuls les produits frais assurent un apport vitaminique et minéral important. Dans la mesure du possible, on vérifiera qu'ils ne sont pas trop traités chimiquement et, si possible, on préférera les produits de culture biologique. La future mère évitera ainsi bien des troubles : fatigue, maux de tête, constipation, excès de poids et, plus graves, anémie et décalcification.**

***AVERTISSEMENT***

***Les femmes déjà un peu fortes essaieront de ne pas trop grossir pendant leur grossesse, ce avec l'aide de leur médecin. Par contre, les femmes minces pourront sans risque dépasser la prise de poids moyenne de 12 kg, ce qui ne les dispense pas de veiller à leur équilibre alimentaire.***

Il existe trois grandes catégories d'éléments nutritionnels indispensables à la vie :

- **les protides (ou protéines),**
- **les glucides(ou sucres)**
- **les lipides (ou graisses).**

Pour simplifier, les nutritionnistes font entrer dans l'un ou l'autre de ces groupes chacun de nos aliments courants qui les contient de façon significative et majoritaire. Ainsi, le fromage, par ailleurs intéressant pour sa teneur en calcium, contient aussi une forte proportion de lipides, mais on le classe dans les protéines car c'est là sa caractéristique principale. L'art d'équilibrer son alimentation consiste justement à choisir, dans **chaque grande catégorie**, les aliments qui, parallèlement, apportent **en complément vitamines et minéraux.**

**CONSEIL**

**Il faut veiller à mastiquer longuement tous les aliments à base de céréales, pain, pâtes, riz (que l'on préférera complets), etc. La salive opère une prédigestion des céréales qui soulage l'intestin grêle (qui achève cette digestion) et lui permet de fonctionner normalement, évitant ainsi certains troubles (ballonnements, coliques, etc.)**

## ■ *Les protéines*

Elles sont indispensables à la mère pour maintenir sa **masse musculaire** et à l'enfant pour se développer et construire son **cerveau.** Mais il faut bien savoir que les besoins en protéines ne sont pas considérablement augmentés durant la grossesse. Il suffira donc d'ajouter à la ration de protéines habituelle 10 g par jour.

Où trouver les protéines ? Dans la viande, mais aussi le poisson, les œufs et les produits laitiers. Trop négligée dans les dernières décennies, l'association **céréales complètes/légumineuses** (lentilles, haricots, fèves, pois chiches, pois cassés, soja, lupin, azukis) est intéressante par son apport équilibré de protéines et aussi de fer, de minéraux et de fibres. La seule condition étant de consommer les deux au **même repas**. Dans ce cas il est inutile d'ajouter fromage ou œuf en grandes quantités.
100 g de viande fournissent 18 à 20 g de protéines.
Pour obtenir le même apport il faut :

- 100 g de poisson
- 100 g d'abats ou de volaille
- 2 œufs
- 1/2 litre de lait
- 4 yaourts
- 180 g de fromage blanc
- 70 g d'emmenthal
- 90 g de camembert
- 1/3 de tasse de légumineuse et 1 tasse de riz (au même repas).

***AVERTISSEMENT***

***Il faut éviter la surcharge protéinique, due, par exemple, à une consommation excessive de fromage au même repas que la viande ou que l'association céréales/légumineuses, car la grossesse rend la femme plus sujette à l'albuminurie (albumine dans les urines), risque qui retient toujours l'attention du médecin traitant car c'est une entrave au bon déroulement de l'accouchement (infiltration des tissus qui gêne la dilatation et risques rénaux).***

## ■ *Calcium et vitamine D*

Le calcium est indispensable d'une part à la **formation du squelette et des dents** du fœtus, d'autre part au maintien du **taux calcique** dans celui de la mère, laquelle ne doit pas entamer ses réserves. Un apport quotidien d'environ 1,2 à 1,5 g de calcium par jour évitera ces risques. Il est difficile de peser le calcium que l'on absorbe ! C'est donc là qu'intervient le choix

qualitatif des aliments : il faut privilégier les aliments riches en calcium, laitages, céréales complètes, légumineuses. Inutile de se gaver de fromage si l'organisme ne reçoit pas une quantité suffisante de **vitamine D** : il ne fixera pas le calcium, cette vitamine servant en quelque sorte de catalyseur. Le remède : un apport de soleil suffisant, ce qui ne veut pas dire exposition passive prolongée, inutile et même extrêmement dangereuse.
On peut aussi compléter son alimentation avec des huiles de foie de poissons, en gélules si on en craint le goût. Les œufs, les produits laitiers entiers sont aussi de bonnes sources de vitamine D. À partir du troisième mois, votre médecin vous prescrira peut-être un complément alimentaire de vitamine D.
Un bol de lait (250 ml) apporte 300 mg de calcium. On aura le même apport avec :
• 2 yaourts
• 10 petits suisses
• 300 g de fromage blanc
• 30 g d'emmenthal
• 80 g à 100 g de camembert
• 1 kg d'oranges
• 850 g de choux
• 100 g à 120 g de pois chiches.

## ■ *Fer et folates*

Un des risques de la grossesse est l'**anémie**, dont la cause est la plupart du temps une **carence en fer** (et dans des cas extrêmement rares, un manque congénital de « facteur intrinsèque » dans l'intestin, indispensable à la fixation du fer). Il en est de même pour les folates ou vitamine B9.
Là encore, le **choix des aliments** est la première thérapeutique, le médecin prescrivant les médicaments nécessaires au cours des derniers mois de la grossesse.
Comme Popeye, la femme enceinte trouvera un apport de fer dans les épinards (de préférence crus) à raison de 4 mg dans 100 g de légumes frais et crus.
On trouvera la même quantité dans :
• 90 g environ de foie de veau (mais attention à la toxicité, surtout chez les animaux élevés en élevage intensif, avec une alimentation forcée)
• 180 g environ de chair de bœuf
• 400 g de colin
• 2 œufs

- 60 g de lentilles
- 50 g de pois chiches
- 200 g de pain complet.

On trouvera les folates dans les légumes verts crus (surtout les salades : pissenlit, cresson, laitue, endive...) et, en quantité moindre, dans les autres légumes, le foie, les agrumes et les fromages fermentés.

## ■ *Les graisses*

C'est dans la nature des choses : la grossesse entraîne une augmentation du taux de cholestérol sanguin. Rien d'alarmant dans ce phénomène, et il ne faut surtout pas se mettre pour autant au régime. En effet, un certain nombre d'acides gras, substances naturellement présentes dans les graisses (ou lipides), **ne peuvent pas être synthétisés** par l'organisme s'il ne les trouve pas dans les aliments. Or, ils interviennent dans **l'élaboration du système nerveux de l'enfant**. C'est dire l'importance de leur présence dans l'alimentation quotidienne de la future mère.

Il faut que ces corps gras soient d'origine animale et végétale. Les championnes étant les huiles végétales qui en fournissent 100 g pour 100 g de produit ! Les margarines végétales seulement 82 g, la crème 30 g ou même moins. Quant au cholestérol, rappelons qu'il s'en trouve autant dans un œuf que dans 100 g de beurre.

Enfin, il faut d'autant moins s'inquiéter au sujet du cholestérol que le «mauvais» est souvent accompagné du «bon» qui en neutralise les effets. Il suffit donc de ne pas faire d'excès.

## ■ *Vitamines et minéraux*

Au cours de la grossesse, la femme présente des **besoins accrus en vitamines et minéraux**, ces derniers recouvrant aussi bien les sels minéraux proprement dits que les oligo-éléments. La majorité de ces besoins sera couverte par l'alimentation si on veille à ce qu'elle soit variée et équlibrée. Mais on n'hésitera pas à recourir à un **apport supplémentaire** qui préviendra les conséquences de certaines erreurs alimentaires ou d'une assimilation des minéraux et des vitamines qui peut être légèrement déficiente.

Beaucoup de médecins recourrent donc systématiquement à ce qu'on appelle la complémentation en vitamines et en minéraux (apport de minéraux – ou de vitamines – complétant l'apport alimentaire par des produits appelés compléments alimentaires et composés d'extraits naturels végétaux et animaux). Ce n'est pas considérer la femme enceinte comme malade ni lui « donner des médicaments » que d'aider son corps par la prise de compléments alimentaires qui sont, en fait, des produits naturels. Par contre, on évitera le plus possible les vitamines de synthèse et les minéraux non organiques c'est-à-dire n'ayant pas une origine directement alimentaire ou végétale, sauf besoin impératif.

**• Le SÉLÉNIUM**

Le SÉLÉNIUM est un oligo-élément qui peut être toxique à très fortes doses mais reste **indispensable** à l'organisme humain à doses normales. Il contribue à assurer à l'organisme une immunité naturelle, **lutte contre les radicaux libres et donc contre le vieillissement cellulaire.** On a constaté chez la femme enceinte une nette diminution du taux de SÉLÉNIUM dans le plasma (constituant du sang). Un peu plus tard, la mère assure un apport de SÉLÉNIUM à l'enfant (dont le taux sanguin est normalement le double de celui des adultes) par le lait. Il est donc important de surveiller l'alimentation de la femme enceinte comme de la mère allaitante et de mettre en place une complémentation.

Selon son origine animale ou végétale, le SÉLÉNIUM n'est pas véhiculé par le même acide aminé (un constituant des protéines).

Les aliments les plus riches sont **les poivrons**, **l'ail et l'oignon**, **les légumineuses**, ainsi que certains **poissons** (sole, saumon) et le **jaune d'œuf**.

Parmi les huiles, c'est celle d'olive qui en fournit le plus.

**• Le CHROME**

Le CHROME intervient dans le **métabolisme des glucides**. Ce qui signifie qu'il est un facteur de prévention du diabète, de **l'athérosclérose** (dépôts graisseux ou athéromes sur la paroi des artères à l'origine des maladies cardiovasculaires), des troubles oculaires et de l'arthrite (inflammation des articulations). Les aliments qui en contiennent le plus sont **les céréales complètes**, **les jaunes d'œufs**, ainsi que **le thym et les champignons**.

L'apport suffisant de CHROME peut aider à prévenir le risque d'hypercholestérolémie ou de diabète lié à la contraception orale. Sa carence étant généralement constatée en fin de grossesse, une complémentation sera la bienvenue. Enfin, signalons que la carence en chrome semble diminuer la fertilité masculine.

> ***AVERTISSEMENT***
> ***Il faut rappeler ici que la supplémentation alimentaire (soit par l'alimentation, soit, surtout, par des gélules de divers compléments alimentaires) ne doit pas se faire n'importe comment. Elle intervient dans les phénomènes d'une complexité extrême que sont les actions et les interactions dans l'organisme, à tous les niveaux, d'éléments utilisés à des doses infinitésimales. On peut donc soi-même veiller au bon équilibre alimentaire, mais c'est au médecin qu'il appartient d'établir, par des analyses appropriées, quels sont les compléments alimentaires à conseiller. Par contre, on pourra prendre sans danger un complexe de style « multiminéraux », en laissant au médecin le soin d'affiner le traitement.***

## ■ *Les vitamines*

Il est établi aujourd'hui que la femme enceinte est sujette à des **carences** portant principalement sur les vitamines du groupe B (B1, B2, B3, B6, acide folique et B12), ainsi que les vitamines A, E et D, sans oublier l'indispensable vitamine C pour laquelle les états de sub-carence sont plus fréquents qu'on ne croit. Parmi les minéraux, calcium, magnésium, zinc et phosphore sont (outre ceux que nous venons de citer ci-dessus) parmi les plus important. Un étude statistique récente montre que **80% des femmes enceintes françaises sont carencées** en au moins deux de ces éléments. Il est donc quasi indispensable de recourir à des compléments alimentaires judicieusement choisis. La médecine *orthomoléculaire* (basée sur le principe de prendre les bonnes [en grec : *ortho*] molécules pour un individu donné) a justement pour but d'obtenir le **réglage optimum des fonctions biologiques**. Non pour soigner des maladies ou des troubles mais, plutôt, pour les éviter.

Dans le cas de la grossesse et de l'allaitement, veiller à l'apport équilibré de **micro-nutriments** (substances qui agissent dans l'organisme à des quantités infimes) revient à assurer à deux individus un épanouissement physique (et psychologique) dont les conséquences heureuses se poursuivront dans l'avenir.

**CONSEIL**

**Dans un certain nombre de pharmacies spécialisées dans les produits naturels on peut trouver non seulement les compléments alimentaires nécessaires, mais aussi une information éclairée et des documentations qui peuvent aider la femme enceinte ou allaitante à prendre son alimentation en main.**

## ■ *Les fibres*

Les fibres sont formées de cellulose, ainsi appelée parce qu'elle est formée de cellules assez grosses, rattachées les unes aux autres. La cellulose n'est pratiquement pas assimilée par l'organisme. Les fibres servent donc essentiellement à **entraîner rapidement le bol alimentaire** au cours du transit digestif et principalement intestinal. Rôle très important, car les substances toxiques contenues dans le bol alimentaire, si elles restent trop longtemps en contact avec la paroi intestinale, la franchissent et se répandent dans l'organisme par le sang. Ces **substances toxiques** peuvent se former naturellement, comme certains sels biliaires qui se retrouvent dans l'intestin et qui possèdent des propriétés cancérigènes (qui peuvent provoquer le cancer). Elles peuvent aussi provenir de l'alimentation elle-même, résidus de pesticides, substances mutagènes (qui provoquent la mutation des cellules avec risque d'effet cancérigène) formées au cours de la cuisson des protéines. Sans oublier le fameux cholestérol, dit «mauvais cholestérol» dont les fibres diminuent l'absoption au niveau de l'intestin.

Les fibres sont donc très importantes pour l'alimentation de la femme enceinte qui doit se maintenir en bonne santé et en pleine forme. De plus, leur rôle de ballast devient primordial chez elle, dont l'activité physique est quelque peu réduite et dont l'intestin subit la pression du fœtus. Enfin, les fibres donnent une sensation de satiété qui limite les fringales dangereuses pour la ligne.

L'apport de fibres se fera principalement par les légumes (poireaux, salsifis, choux, ainsi que les légumes/racines). On les fera cuire à l'étouffée pour une meilleure saveur et pour garder les vitamines et les minéraux. On trouvera aussi des fibres naturelles dans les céréales complètes, les légumineuses (qui apportent aussi du fer organique assimilable) et les fruits.

***AVERTISSEMENT***

***Il est maintenant admis que le pain complet est bénéfique à l'équilibre alimentaire d'une part par son apport vitaminique, d'autre part par sa richesse en fibres. Mais attention au pain complet vendu en grande surface ou chez le boulanger : il est en général fait avec de la farine blanche à laquelle on a ajouté du son. D'une part, au cours de ces manipulations, le germe et ses précieuses vitamines du groupe B sont éliminés. D'autre part, le mode de conservation des céréales en grande distribution fait que les résidus de pesticides sont souvent importants. Il vaut mieux donner la préférence au pain complet garanti fait de farine issue de l'agriculture biologique et au levain pur. Attention également, dans le même ordre d'idée, aux préparations pour petit déjeuner à base de son, qui n'offrent aucune garantie quant aux résidus éventuels.***

**CONSEIL**

**Les fruits sont riches en fibres et en vitamines. N'hésitez pas à en consommer, mais de préférence non traités. Par ailleurs, évitez surtout de les manger à la fin du repas. Le fruit est digéré en un quart d'heure et sa digestion se fait par fermentation. Le bol alimentaire du repas séjourne dans l'estomac environ deux heures, parfois plus, et certains aliments comme les protéines seront digérés dans l'intestion par décomposition. Les fruits ainsi « piégés » dans l'estomac par le bol alimentaire entament leur fermentation de digestion et provoquent alors bien des**

**désagréments post-prandiaux (survenant après le repas), désagréments aggravés parfois mécaniquement par la présence du fœtus qui appuie sur le système digestif. En conclusion, consommez les fruits en dehors des repas (au moins une demi-heure avant).**

## ■ *Erreurs à éviter*

Pour une grossesse heureuse et en pleine forme, quelques erreurs alimentaires sont à éviter.

• **L'abus de graisses.** Nous l'avons déjà évoqué, mais il faut préciser qu'il vaut mieux consommer des corps gras vivants, crus (beurre, huiles végétales de 1ère pression à froid) et éviter les fritures, les sauces lourdes, les charcuteries et les pâtisseries.

• **Justement, à propos de pâtisseries...** Les sucreries sont tout à fait préjudiciables à la santé de la femme enceinte. Elles augmentent les risques de caries, coupent l'appétit au détriment des «vrais» aliments, et n'apportent rien d'utile au corps, si ce n'est des calories «vides» dont il ne fera rien, sauf des kilos excédentaires.

• **Les boissons alcoolisées**. Faut-il rappeler que l'alcool ingéré, que ce soit à partir d'apéritif (dont le taux d'alcool est plus élevé que celui du vin), de vin ou de toute autre boisson, passe dans le sang très rapidement, donc dans l'organisme du fœtus. Seul pourra être toléré de temps à autre le verre (pas plus !) de vin qui permettra la convivialité au repas de famille.

• **Quant au tabac,** les statistiques montrent abondamment les dégâts causés au fœtus (prématurité, troubles respiratoires chroniques, asthme, etc.), au futur bébé et au futur enfant par le tabagisme de la mère pendant la grossesse. La période de grossesse est donc le moment idéal pour s'arrêter de fumer. Ce qu'il vaut mieux faire avant si possible pour éviter le stress

• **Une hydratation insuffisante** de l'organisme. Une femme enceinte doit boire tout au long de la journée, au moins un litre et demi, de préférence de l'eau (eau minérale si l'eau du robinet n'est pas de qualité).

• Rappelons enfin la nécessité de **consommer des fruits et des légumes**, indispensables pour leur apport de vitamines et de minéraux.

**CONSEIL**
**Si la question du sel obnubile moins les médecins aujourd'hui qu'il y a quelques années, elle reste tout de même posée. Albuminurie (taux de l'albumine dans les urines, il est fréquent qu'il soit excessif chez la femme enceinte) et hypertension artérielle sont directement liées à l'apport en sel de l'alimentation.**
**En principe, la femme enceinte est autorisée à manger normalement salé. Mais dans certains cas, au vu des analyses d'urine par exemple, le médecin traitant peut être amené à diminuer, voire à supprimer le sel ajouté dans l'alimentation (il existe de toute façon du chlorure de sodium à l'état naturel dans les aliments même s'ils paraissent fades).**

***AVERTISSEMENT***
***Il faut savoir malgré tout qu'un régime sans sel pendant par exemple les deux derniers mois de la grossesse est favorable à la souplesse du col de l'utérus et favorise en cela un accouchement sans problème. Il est bon d'y penser à cette période de la grossesse.***

## ■ *Menu à suivre*

PETIT DÉJEUNER
Lait aromatisé ou yaourt ou fromage
Pain complet ou équivalent et beurre
Fruit de préférence au début ou, mieux, dans la matinée.
DÉJEUNER ET DÎNER
Crudités ou potage
Viande, poisson ou œuf, en quantité moindre le soir ou association céréales/légumineuses
Légumes verts ou céréales selon le plat précédent
Fromage ou équivalent
Bien entendu, on absorbera en même temps des matières grasses (cuisson et assaisonnement).
Boisson : eau.

# BEAUTÉ ET GROSSESSE

Une femme enceinte doit être une femme **épanouie**, au visage rayonnant. Il n'est que d'entendre ce qui se dit dans la rue pour constater qu'elle est souvent l'objet de compliments masculins (et féminins) tout à fait sincères.
Il peut cependant survenir quelques modifications dans son aspect extérieur qui risquent de la contrarier et de compromettre sa sérénité. Tout ce qui peut nuire à sa **beauté** (mise à part l'inévitable rondeur de son ventre !) doit faire l'objet d'un traitement préventif ou curatif.

## ■ *Les dents*

Les répercussions parfois négatives de la grossesse sur l'état dentaire de la femme sont bien connues. Le principal risque se situe au niveau des **caries** qui peuvent survenir ou s'aggraver suivant l'état antérieur de la bouche. Les principales causes résident dans l'acidité accrue du tube digestif et aussi dans la perte de calcium dans l'organisme de la mère, calcium « pompé » par le fœtus.
La première précaution à prendre est bien évidemment de faire des visites régulières chez le dentiste. La seconde, une alimentation équilibrée et une complémentation alimentaire bien ciblée. Enfin, ainsi que nous l'avons déjà dit (voir rubrique « Alimentation » p. 76), évitez confiseries et pâtisseries.

• Pour éviter la déminéralisation et la fragilisation des dents, on prendra, pendant la grossesse et aussi l'allaitement, 3 granules en alternance, 3 fois par jour un quart d'heure avant les repas, de :
CALCAREA FLUORICA 9CH,
CALCAREA PHOSPHORICA 9CH,
CALCAREA CARBONICA 9CH.

En cas de caries déjà installées, on complétera les soins dentaires avec 3 granules, 3 fois par jour un quart d'heure avant les repas, de :
KREOSOTUM 9CH.

• En cas de douleurs dentaires, on aura recours, à raison de 3 granules, 3 fois par jour un quart d'heure avant les repas, d'un (ou plusieurs si on hésite) des médicaments suivants :

• Avant et après une extraction dentaire,
ARNICA MONTANA 9CH.

• Les douleurs dentaires s'accompagnent de sensation de chaleur améliorée par l'eau chaude,
ARSENICUM ALBUM 9CH.

• Les douleurs sont battantes aggravées par les secousses, et correspondent souvent au stade de début d'abcès dentaire,
BELLADONA 9CH.

• Les douleurs sont très intenses et mal supportées. La joue du côté douloureux est rouge et la douleur rend irritable. On constate une aggravation par les boissons chaudes et le café,
CHAMOMILLA VULGARIS 9CH.

• Pour tous les troubles liés à la dent de sagesse,
CHEIRANTHUS CHEIRI 9CH.

• En cas de douleurs dentaires intolérables, avec amélioration temporaire par l'eau glacée et retour des douleurs dès que l'eau se réchauffe,
COFFEA CRUDA 9CH.

Il s'est formé un abcès dentaire avec pus, gencives enflées, haleine désagréable. La douleur irradie vers l'oreille et est améliorée en se massant la joue,
MERCURIUS SOLUBILIS 9CH.

**CONSEIL**

**Dans les douleurs dentaires liées à une menace d'infection, on pourra compléter le traitement homéopathique par l'application locale d'huile essentielle de girofle. Anti-infectieux extrêmement puissant, ce produit naturel est aussi un calmant énergique de la douleur. Appliquer l'huile essentielle sur la dent avec un coton tige ou, éventuellement, sur l'abcès de la gencive ou dans la cavité de la dent sur un minuscule tampon d'ouate. Attention tout de même à ne pas irriter la gencive, car il s'agit d'une huile essentielle forte. Pas plus de quatre applications par jour.**

## ■ *Les phanères*

On regroupe sous le nom de phanères principalement **les cheveux et les ongles.** Dans leur composition entre en effet une base commune nommé *kératine.* Au cours de la grossesse, on assiste à une fragilisation des ongles ou à une chute de cheveux. Il ne faut surtout pas s'inquiéter de ces symptômes qui sont en fait tout à fait normaux, dus à des **carences partielles** causées par la présence du fœtus qui, pour se développer, « pompe » littéralement les réserves en nutriments de la mère. Cette dernière reçoit les apports de son alimentation (rappelons encore ici l'importance de l'équilibre alimentaire) et possède des réserves physiologiques. Mais il sera souvent nécessaire d'aider l'organisme de la future mère par des compléments alimentaires (donc naturels) appropriés qui éviteront ces petits désagréments : ZINC, MANGANÈSE, vitamine B5. On pourra également mettre en place une complémentation alimentaire en acides aminés soufrés, notamment la CYSTÉINE. Enfin, tous problèmes concernant cheveux ou ongle devront faire rechercher une éventuelle carence en protéines, en FER, en vitamine B12 et en folates (voir plus haut).

***AVERTISSEMENT***

***Il ne faut pas se précipiter sur tous les produits miracles vantés par les publicités dans les médias non spécialisés.***
***Il est difficile, en effet, hors de la surveillance du médecin, d'en mesurer les éventuels effets physiologiques.***

**CONSEIL**

**Seul le médecin pourra faire l'adéquation de manière efficace et intelligente entre les besoins de la future mère et le traitement à entreprendre. Dans une période aussi importante, où une vie naissante est en jeu, on ne peut faire n'importe quoi.**
**Une supplémentation vitaminique ou minérale anarchique ou massive, tout autant que le maintien d'une alimentation carencée et déséquilibrée peuvent être lourds de conséquence.**

Masser le plus souvent possible les ongles avec un mélange à base d'essence de MYRRHE, d'HUILE DE LIN dans de l'huile d'amandes douces.

Les compléments alimentaires à base d'ALGUES sont tout à fait recommandés.

## ■ *Le masque*

À quoi reconnaît-on une femme enceinte, mis à part le volume de son ventre ? à son masque, répondra la sagesse populaire. Ce n'est pas vrai, heureusement, dans tous les cas. Il s'agit d'une **augmentation irrégulière de la pigmentation** (coloration) du visage qui provoque des taches ressemblant à du bronzage mal réparti et dont l'origine est hormonale. On l'appelle aussi « chloasma ». Le masque est toujours un souci pour la femme enceinte même si ce symptôme n'est pas inquiétant et **disparaît** forcément après l'accouchement.
On peut tout de même prendre certaines précautions pour éviter ou limiter son apparition. Première précaution : éviter le plus possible les **expositions au soleil**. Ensuite, ne jamais utiliser de crème à base de bergamote, celle-ci provoquant localement une surabondance des pigments sous l'influence du rayonnement du soleil.

**CONSEIL**
**Chassez les idées noires et gardez le moral ! Si vous « avez le masque », ce n'est pas grave. N'hésitez pas dans ce cas à vous maquiller légèrement, en adoptant une teinte un peu plus foncée pour votre fond de teint ou votre poudre. Les poudres dites de soleil uniformiseront votre teint. Et portez un chapeau pour vous protéger des rayons solaires en saison chaude car les expositions au soleil sont aggravantes.**

## ■ *Les vergetures*

Elles sont plus ennuyeuses que le masque en ce sens qu'elles sont **indélébiles.** Il s'agit d'une distension, parfois d'une déchirure, des tissus **conjonctifs** (qui sous-tendent et soutiennent la peau). L'augmentation des secrétions surrénales sont à l'origine de leur formation, les facteurs aggravants étant le poids excessif et les muscles relâchés. Le seul traitement à instaurer est l'application locale de crèmes appropriées, sur le conseil du pharmacien ou de l'esthéticienne.

Prendre préventivement 3 granules, 3 fois par jour, de l'un des médicaments suivants :

• Pendant les trois derniers mois de la grossesse,
CALCAREA FLUORICA 9CH.

• En cas de vergetures constituées (on ne pourra que les atténuer ainsi), on prendra pendant trois mois,
GRAPHITES 9CH.

**CONSEIL**
**Vous pouvez lutter efficacement contre les vergetures (en prévention) en surveillant votre alimentation pour ne pas dépasser une prise de poids normale. Par ailleurs, sachez que plus vos muscles seront solides et fermes, donc entraînés, moins vous risquerez de voir apparaître les vergetures. Une culture physique bien menée (et douce) est donc recommandée, notamment abdominaux et musculation du thorax.**

## ■ *Les seins*

Réglons tout de suite son sort à l'idée faussement préconçue qui veut que l'allaitement abîme les seins. Il ne les abîme que si la mère ne prend pas de précautions, les laisse flotter sans soutien. Il existe aujourd'hui des soutien-gorge parfaitement conçus tout d'abord pour la période de grossesse (à porter dès le troisième mois) et pour l'allaitement.
En pratiquant ainsi, en **soutenant les seins en permanence**, on élimine les risques de ptose (descente d'un organe à la suite du relâchement des ligaments ou muscles qui le soutiennent) et de flétrissement et on savoure la joie de cette communication unique avec son bébé qu'est **l'allaitement.**

**CONSEIL**
**Soutenir la poitrine ne veut pas dire la comprimer. Ne vous entêtez pas à porter vos soutien-gorge « d'avant », vous les retrouverez plus tard. Une lingerie trop serrée empêche le circulation à l'intérieur du sein (très vascularisé) et peut entraîner des troubles divers et contrarier la lactation.**

## ■ *Les boutons de fièvre*

Le plus souvent localisés sur les lèvres (et parfois sur les ailes du nez ou sur le menton) sont définis sur le plan médical avec une grande précision : il s'agit de la **résurgence du virus de l'herpès de type 1**. Il faut savoir qu'il n'existe **pas de traitement allopathique miracle** dans ce domaine. L'homéopathie sera donc particulièrement intéressante pour traiter ces bobos disgracieux et parfois douloureux. Instaurer le traitement **dès l'apparition des premiers symptômes**, qui se concrétisent en général par des démangeaisons, des brûlures, des picotements. On prendra donc une dose de VACCINOTOXINUM 9CH, toutes les 12 heures, soit une dose le matin et une dose le soir et le lendemain matin, ou une dose le soir, une autre le lendemain matin et une le lendemain soir. Ajouter en alternance 3 gouttes d'un ou de plusieurs de ces remèdes :

• Il se produit l'éruption d'une petite vésicule en tête d'épingle et remplie d'un liquide transparent,
RHUS TOXICODENDRON 5CH.

• Il existe une sensation de piqûre avec rougeur, chaleur, tuméfaction et douleur. La sensation de brûlure est améliorée localement par du froid,
APIS MELLIFICA 5CH.

• La sensation de brûlure est améliorée par du chaud,
ARSENICUM ALBUM 5CH.

Localement, on complétera par une application, sur la zone de l'éruption, d'un complexe de BARDANE et d'huiles essentielles appropriées. Ce complexe est vendu sous le nom générique d'ERPACE et doit être appliqué 4 à 5 fois par jour sur la lésion.

Il est totalement dénué de toxicité et possède une remarquable efficacité.

## ■ *Les aphtes*

Les aphtes sont de petites **ulcérations superficielles de la muqueuse** de la bouche (ou même du pharynx). Cette petite blessure succède en fait à la formation d'une **vésicule** (petite cloque) qui passe souvent inaperçue : c'est le désagrément engendré par la muqueuse abîmée qui en fait prendre conscience. On pense aujourd'hui que leur origine est virale, mais on ne connaît pas leur véritable cause. Fait certain, un certain nombre d'aliments en favorisent l'apparition : noix, emmenthal, fraises...
La femme enceinte est sujette aux aphtes par la fragilisation des muqueuse dues aux modifications hormonales qu'elle subit. Les changements alimentaires qu'elle s'impose ou dont elle a soudainement envie peuvent aussi être déclenchants.
Si les aphtes persistent plus de quelques heures, on prendra 3 granules 3 fois par jour des médicaments suivants :

• Les aphtes saignent au contact, avec une sensation de bouche chaude,
BORAX VENATA 9CH.

• Les aphtes s'accompagnent de gencives enflées, avec salivation intense et mauvaise haleine,
MERCURIUS SOLUBILIS 9CH.

• Des ulcérations profondes saignent facilement avec des douleurs à type de piqûres,
NITRICUM ACIDUM 9CH.

• Les aphtes s'accompagnent d'un écoulement jaunâtre,
SULFURICUM ACIDUM 9CH.

Localement, on fera des attouchements une fois par jour avec la préparation suivante :
CALENDULA TM et PHYTOLACCA TM AA Q.S.P. 15ml.

Faire des bains de bouche avec une décoction de feuilles de MYRTILLE. Prendre 3 gouttes par jour sur un sucre d'essence de BASILIC.

## ■ *Sensibilité au soleil*

Pendant la durée de la grossesse, de nombreuses femmes présentent une sensibilité accrue au soleil, due sans doute aux modifications physiologiques qui se produisent alors, causant une augmentation de la sensibilité à certains agents allergènes. Il est d'ailleurs à noter qu'il ne s'agit pas toujours de femmes présentant des **antécédents allergiques**. Dans ce cas, le plus simple est évidemment de ne pas s'exposer. Mais il ne faut pas pour autant se priver totalement de soleil (tout en restant, nous l'avons vu, très prudente) car il joue un rôle essentiel dans la synthétisation de la **vitamine D**, indispensable à la fixation du calcium.

Le médecin homéopathe conseillera dans le cadre de la prévention de ces troubles allergiques 1 granule matin et soir, avant les repas, de MURIATICUM ACIDUM 5CH à partir de la veille de la période d'exposition au soleil et ce pendant toute cette période.

S'il s'agit de traiter des troubles qui se sont déjà manifestés, on prendra dans ce cas BELLADONA 5CH en alternance avec 3 granules de GLONOÏNUM 5CH.

Décoction de 30 g pour un litre d'eau du mélange en parties égales de barbes de CHIENDENT et de MAÏS, de plantes de PRÊLE, BOLDO, GLOBULAIRE, comme boisson.

Compléments alimentaires : vitamines du groupe B et MANGANÈSE.

**CONSEIL**

***Vous avez le ventre rond, mais vous êtes épanouie. Cultivez votre coquetterie naturelle, pas de laisser-aller ! Il existe des vêtements spécialisés pour femmes enceintes, bien conçus et qui ne sont plus des uniformes. Vous pouvez aussi utiliser tout simplement des vêtements confortables et amples. Evitez par contre tout ce qui serre, notamment les ceintures élastiques. Osez les tenues décontractées : une chemise d'homme sur un caleçon souple et large, un grand pull qui masquera vos rondeurs sur une jupe, ou encore une veste souple sur un caleçon.***

***AVERTISSEMENT***
***Si vous avez l'habitude de porter des talons hauts, renoncez-y pour un temps. D'abord, ils augmentent vos risques de chute, ensuite ils déséquilibrent la colonne vertébrale, engendrant des douleurs dorsales et lombaires. Par contre, évitez les talons trop plats, source parfois de crampes dans les mollets. Un petit talon bottier (encore mieux s'il est accompagné d'une semelle ergonomique avec soutien plantaire) sera l'idéal et vous permettra de rester coquette.***

## L'APRÈS-ACCOUCHEMENT

L'arrivée du nouveau-né dans la maison est un moment de grand bonheur pour le couple. Il est très important pour l'équilibre futur de l'enfant qu'il soit pleinement vécu, dans la paix et l'harmonie.

Pour la jeune mère, surtout dans le cas d'une primipare (femme qui accouche de son premier enfant), les **changements** qui surviennent dans sa vie quotidienne se révèlent souvent encore plus importants qu'elle ne l'avait imaginé. Il faut donc qu'elle sente autour d'elle un grand calme ainsi qu'un soutien moral et physique. Le médecin appelé à suivre l'enfant lui donnera tous les **conseils nécessaires**, tant pour elle-même que pour lui : hygiène de vie, allaitement, alimentation, etc.

Dans cette période bénie où démarre une vie, l'homéopathie joue encore un grand rôle pour aider la jeune mère à retrouver rapidement **sa pleine forme et sa ligne.** Elle l'aidera aussi à maintenir au mieux la santé de son bébé et favorisera son allaitement. Rappelons encore une fois que le remède homéopathique, étant d'une innocuité absolue, peut être prescrit sans aucun inconvénient en période de lactation.

Immédiatement après l'accouchement, la jeune mère doit **se remettre rapidement**. Un certain nombre de vérifications médicales doivent être faites immédiatement, notamment le taux de fer et l'absence d'**anémie**. Ces contrôles se font généralement à la sortie de la maternité. S'ils n'ont pas été faits pour vous avant votre sortie, adressez-vous sans tarder à votre médecin traitant.

Il est bon de prendre systématiquement en dose quotidienne, le soir au coucher, une ampoule à absorption perlinguale (à faire pénétrer par la fine muqueuse qui se trouve sous la langue) de HEMATITE D8 et ce pendant un mois. En même temps que cet apport en fer, on prendra également du CUIVRE sous forme d'oligo-élément (Cu). Le CUIVRE a la propriété de rendre biologiquement disponible le fer dans l'organisme. Quelques troubles peuvent apparaître après l'accouchement, car tout l'organisme de la femme doit retrouver son équilibre. L'homéopathie sera précieuse pour harmoniser les différentes fonctions et permettre à la femme de retrouver entrain et bien-être.

## ■ *Asthénie*

Il s'agit d'une baisse de tonus, d'une perte plus ou moins marquée de l'appétit de vivre.

• S'il y a sensation de courbatures généralisées,
ARNICA MONTANA 5CH.

• Si l'asthénie est due à d'importantes pertes de sang au moment du « retour de couches »,
CHINA 5CH.

• L'asthénie s'accompagne d'une sensation d'endolorissement abdominal ou utérin,
BELLIS PERENNIS 5CH.

Chacun de ces remèdes est à prendre à raison de 3 granules matin et soir.

**Aromathérapie :** essences de CANNELLE, CITRON, GENIÈVRE, MENTHE, ROMARIN, EUCALYPTUS en parties égales, 2 gouttes du mélange 3 fois par jour sur un demi-sucre.

Vitamines C, E, B et A en compléments alimentaires.
MAGNÉSIUM et CUIVRE, OR, ARGENT en oligo-éléments.

## ■ *Douleurs utérines spasmodiques*

Il s'agit de douleurs à type de **spasme**, c'est-à-dire survenant brusquement avec un **paroxysme de douleur**, sans écoulement de sang.

On prendra le remède choisi à raison de 3 granules matin et soir, au moins une demi-heure avant le repas.

• Chez une femme anxieuse et spasmophile,
ÆCTÆA RACEMOSA 5CH.

• Les douleurs spasmodiques apparaissent et disparaissent brutalement avec amélioration des douleurs lorsque la femme se plie en deux,
CUPRUM 5CH.

Il survient des crampes abdominales brusques, provoquant des couleurs irradiant de la région sacrée à la partie inférieure du ventre et aux cuisses,
VIBURNUM OPULUS 5CH.

## ■ *Douleurs utérines spasmodiques*

Il s'agit cette fois de **douleurs spasmodiques** accompagnées d'un **écoulement de sang prolongé**.

• Il s'agit de petites contractions douloureuses, difficiles à localiser avec sensation de tiraillement à la partie inférieure de l'abdomen,
ARNICA MONTANA OU CAULOPHYLLUM 5CH, 3 granules matin et soir.

• Les spasmes utérins sont accompagnés d'une sensation de pesanteur utérine ou d'une sensation d'expulsion utérine,
SECALE CORNUTUM 5CH, 3 granules matin et soir.

## ■ *Lochies abondantes*

Les lochies sont les **écoulements de sang qui suivent l'accouchement** et durent environ de quinze jours à un mois (encore appelées retour de couches).

Si elles sont abondantes ou par trop prolongées, on prendra un de ces remèdes à raison de 3 granules matin et soir :

ARNICA MONTANA 5CH et/ou CAULOPHYLLUM 5CH, en cas de sang rouge,
CHINA 5CH, si le sang est foncé.

• Les pertes irritantes sont accompagnées d'une sensation de brûlure avec aggravation des symptômes en urinant,
KREOSOTUM 5CH, 3 granules le soir au coucher.

• Les pertes irritantes provoquent des saignements dans la région vulvo-vaginale,
NITRICUM ACIDUM 5CH, 3 granules le matin.

## ■ *Retard de l'involution de l'utérus*

On désigne par involution de l'utérus, dans le cas de l'après-accouchement, le retour de celui-ci à une **dimension normale** après l'extrême dilatation nécessitée par la présence du fœtus.

Le remède choisi selon les symptômes sera pris à raison de 3 granules par jour.

• La congestion utérine concerne un utérus gros et dur au toucher,
AURUM MURIATICUM NATRONATUM 5CH.

• La congestion utérine s'accompagne de douleurs,
LILIUM TIGRINUM 5CH.

• Il existe une tendance à la ptose (descente de l'organe) accompagnée d'asthénie et d'endolorissement utérin et lombaire.
HELONIAS 4CH.

## ■ *Retrouver la ligne*

Un des souhaits les plus vifs de la jeune mère est de retrouver sa ligne. Nous avons dit plus haut qu'il ne fallait pas **compromettre l'allaitement** par un régime et une restriction alimentaire. Mais, si la prise de poids a été un peu trop importante, on pourra très tôt y remédier avec la prise, 20 jours après l'accouchement, d'une dose de NATRUM SULFURICUM 9CH puis, 15 jours après cette première prise, d'une dose de THUYA 7CH. Gardez-vous de la panique en vous regardant dans la glace. Vous avez peut-être pris réellement du poids, mais certainement aussi du… **volume.** Votre abdomen, qui a dû s'adapter à la présence du bébé, est encore quelque peu distendu. Vos seins sont gonflés, normal, vous allaitez. Restent, peut-être, quelques centaines de grammes superflus que vous allez devoir perdre.

La seule précaution importante à prendre est de ne pas **restreindre exagérément votre ration alimentaire**, tout au moins dans les premiers mois suivant l'accouchement : si vous allaitez, vous avez besoin d'une alimentation suffisante et équilibrée, et le fait d'avoir accouché récemment entraîne des besoins spécifiques, notamment en fer (prévention de l'anémie) encore plus importants si vous avez subi une intervention. Sur le plan alimentaire, il faut donc éliminer tous les aliments **« non utiles »** qui risquent de compromettre l'amincissement : pâtisseries, boissons sucrées, confiseries, etc. Par contre, il faut veiller à un **apport protidique** suffisant, car les protéines, dans l'organisme, stimulent la combustion des aliments et maintiennent la masse musculaire. Il faut en effet perdre la graisse, mais surtout pas les muscles. Gardez les bonnes habitudes que vous avez prises pendant votre grossesse, **en diminuant un peu les quantités** : apport de fibres suffisant, beaucoup de fruits (en dehors des repas) et surtout de légumes. Commencez toujours vos repas par une crudité qui améliore l'assimilation des aliments par ses enzymes naturels et limite l'envie de manger pour la suite du repas. Et, surtout, **évitez le grignotage**, c'est-à-dire ces petits riens que l'on pioche dans le réfrigérateur ou ces petites barres soi-disant coupe-faim qui pèsent lourd sur la balance. Seuls un fruit ou un yaourt peuvent être admis si vous avez réellement une fringale au milieu de l'après-midi. Préférez enfin les aliments complets (**de qualité biologique**, c'est-à-dire sans résidus chimiques) qui améliorent le transit, sont riches en nutriments et vous aideront à retrouver votre ligne : pain complet le matin, céréales, pâtes et riz complets aux repas.
Voici quelques suggestions de menus :

- **Au réveil :** pas de jus de fruits mais un grand verre d'eau.
- **Petit déjeuner :** thé léger ou café de céréales, pain complet beurré et gratté (pour limiter la quantité).
- **Déjeuner :** une crudité, une protéine (préparation à base de soja), ou 2 œufs, ou un peu de poisson, ou éventuellement un peu de viande, légumes verts (autres que pommes de terre ou riz) une céréale complète (riz, sarrasin – tonique –, millet – riche en phosphore/calcium et en fluor –, orge – adoucissant pour l'intestin –, etc.). On peut remplacer les sources de protéines ci-dessus par du fromage. L'apport de protéines peut aussi être assuré par l'association céréale complète/légumineuse (lentille riche en fer, haricot, pois chiche, etc.)
- **Dîner :** même répartition des aliments, en quantité un peu

moindre pour préserver la qualité du sommeil, et en augmentant la proportion des légumes frais par rapport aux céréales.

***AVERTISSEMENT***

***La mastication des aliments est primordiale. D'une part, bien mastiquer suppose que l'on prend le temps de manger, que l'on évite ainsi le stress. D'autre part, il faut savoir que les céréales, y compris le pain, sont pré-digérées dans la bouche par la salive qui commence la décomposition des sucres (elle sera achevée dans l'intestin grêle). Une mauvaise mastication provoque des digestions difficiles et une assimilation déficiente. Elle favorise aussi la formation de cellulite.***

***Le repas doit se faire dans le calme, en parlant peu et sans sollicitations extérieures trop vives (télévision, lecture...)***

**CONSEIL**

**Les salades demeurent bien sûr les reines des crudités par leur saveur et leur apport en chlorophylle. Mais on ne pense pas toujours à tant d'autres légumes pourtant délicieux à manger crus : betteraves rouges (très intéressantes dans les cas d'anémie), navets au goût très fin, carottes bien sûr, épinards et tétragones, roquette, à mélanger à la salade verte, très riche en fer, le pourpier, diurétique et cholagogue (favorise les secrétions biliaires), la courgette à manger également râpée, au goût de noisette et très douce pour l'intestin, concombre, choux verts, choux chinois, etc. Toutes ces crudités sont à assaisonner avec un filet d'huile végétale première pression à froid, un peu de vinaigre naturel ou de jus de citron et le plus possible d'herbes aromatiques.**

Parallèlement à la bonne conduite alimentaire, des **exercices physiques** appropriés permettent à la jeune mère non pas de maigrir, mais de tonifier ses muscles et de retrouver un ventre plat. Les principaux mouvements que l'on peut conseiller sont

des **abdominaux,** ainsi que les mouvements de bras destinés à renforcer les muscles du thorax et le soutien des seins. Si vous ne pouvez pas suivre des séances de groupe, demandez conseil à votre kinésithérapeute, ou à un moniteur de salle de sports ou puisez des indications utiles dans un bon livre spécialisé.
**Marche et vélo** sont aussi bénéfiques pour l'équilibre général et l'amincissement harmonieux de la silhouette.

Le traitement homéopathique de soutien comprendra, à raison de 3 granules 1 fois par jour, le matin :

• L'accouchée était déjà forte. Elle aime les nourritures riches,
ANTIMONIUM CRUDUM 5CH.

• Pour celle qui mange vite et a tendance à être dépressive,
ANACARDIUM ORIENTALE 7CH.

• On constate une certaine indolence et de la fatigue chez une femme vite rassasiée,
AMMONIUM CARBONICUM 5CH.

• La femme fait preuve d'une grande activité naturelle. Le travail la fait manger moins, l'inactivité la fait grossir,
CALCAREA CARBONICA 7CH.

• La femme est frileuse, avec une digestion lente,
GRAPHITES 7CH.

Boire chaque jour 2 à 3 tasses de tisane (dont une à jeun) composée de : FUMETERRE (plante), DOUCE-AMÈRE (tiges), NOYER (feuilles) CHIENDENT (racines) en quantités égales à raison de 5 g par tasse en décoction.
**En aromathérapie**, prendre du mélange en parties égales d'huiles essentielles de GIROFLE, ROMARIN, MENTHE POIVRÉE, CARVI, CYPRÈS, 1 goutte 3 fois par jour sur 1/4 de sucre ou un peu de miel.

Vitamines B1, C et E sous forme de compléments alimentaires naturels.

Pour plus de détails, reportez-vous au guide *Homéominceur,* dans cette même collection des *Homéoguide.*

# ALLAITEMENT

Fort heureusement, on constate un retour à **l'allaitement naturel** et ce malgré les contraintes imposées aux jeunes mères par la vie professionnelle. Il faut insister sur l'importance de l'allaitement pour la santé du bébé, car **rien ne remplace cet aliment** qui apporte tous les éléments nutritifs qui conviennent exactement à ses besoins. De plus, on sait que le lait maternel développe les **défenses immunitaires** du nourrisson, le protégeant ainsi, dans ses tout premiers mois, des attaques microbiennes.
Au cours de l'allaitement, la jeune mère peut se trouver confrontée à un certain nombre de difficultés. Dans ce cas, il faut être très prudent dans la thérapeutique, **toutes les substances absorbées par la mère passant dans le lait que boit le bébé**. L'homéopathie constitue donc la médication de choix par sa non toxicité. De plus, elle ne risque pas de donner au lait un goût désagréable.
Vous trouverez ci-après la liste des ennuis les plus fréquemment rencontrés par la jeune mère allaitante :

## ■ *Douleurs et sensibilité des mamelons*

Le remède sera pris seul, à raison de 3 granules par jour, une demi-heure au moins avant chacun des principaux repas :

• Les mamelons sont douloureux comme après un coup,
ARNICA MONTANA 5CH.

• Le mamelon est très sensible au toucher, chez une femme hypernerveuse,
CHAMOMILLA 5CH.

• Le mamelon est rouge et très sensible au toucher,
CROTON TIGLIUM 5CH.

• Les douleurs surviennent uniquement au début de la tétée,
RHUS TOXICODENDRON 5CH.

• La douleur du sein tété se situe surtout à droite, irradiant à l'autre sein, avec une hypersécrétion de lait chez une femme très nerveuse,
BORAX 5CH.

## En cas de crevasses

Les crevasses du sein sont assez **fréquentes** et fort désagréables. La jeune mère prendra le médicament qui lui correspond parmi ceux énumérés ci-dessus (premier paragraphe) auxquel elle ajoutera, à raison de 3 granules 2 fois par jour :

• Les crevasses sont accompagnées de fortes douleurs à la tétée,
PHYTOLACCA 5CH.

• Les fissures vont avec une tendance à la suppuration,
PETROLEUM 5CH.

• Le mamelon est gercé et ulcéré,
CASTOR EQUI 4CH.

Localement, on appliquera entre les tétées la pommade au CALENDULA TM en prenant bien soin de passer de l'eau minérale et d'essuyer parfaitement le mamelon avant la tétée suivante.

## Abcès

Cet incident reste assez fréquent et fort désagréable. Il faut essayer de **ne pas compromettre pour autant l'allaitement**. Vous prendrez l'un des médicament suivants, à raison de 3 granules 3 fois par jour.
Si vous hésitez au moment de choisir celui qui vous convient, associez-en alors plusieurs jusqu'à guérison. Rappelons que les médicaments homéopathiques ne posent aucun problème pour le bébé.

• L'abcès commence à se former. Le sein est rouge et chaud, avec des douleurs battantes,
BELLADONNA 9CH.

• L'abcès commence à se former.
Le sein est dur et chaud, amélioré par la pression forte,
BRYONIA ALBA 9CH.

• L'abcès s'accompagne d'un écoulement de pus irritant la peau,
HEPAR SULFURIS CALCAREUM 4CH.

• Si vous avez déjà tendance aux abcès,
SILICEA 9CH.

### ■ *Lymphangite*

Il s'agit d'une **inflammation des canaux lymphatiques** (permettant à la lymphe de circuler). La lymphe est un liquide incolore, voire ambré, qui est issu du sang. Elle véhicule les **leucocytes** (globules blancs, ceux qui assurent la défense contre les agressions microbiennes) et contient les mêmes éléments nutritifs que le sérum du sang, en moindre dosage. Sur le trajet de ces canaux se trouvent les **ganglions** qui gonflent dans le cas d'invasion microbienne.
Un traitement allopathique est parfois nécessaire dans ce cas, mais on prendra de toute façon, en association :
• PYROGENIUM 5CH, 3 granules 1 fois par 24 heures,
• BELLADONA 4CH, 3 granules toutes les 12 heures,
• BRYONIA ALBA 9CH, 3 granules tous les 3 jours.

## TROUBLES DE LA LACTATION

### ■ *Hypogalactie*

Il s'agit d'une **sécrétion insuffisante de lait**. Dans ce cas, **le bébé pleure après les tétées** et anormalement souvent dans la journée, ce qui doit immédiatement alerter **la jeune mère**. Les remèdes homéopathiques aident à rétablir une sécrétion de lait normale :

• RICINUS 4CH, qui à cette basse dilution stimule la lactation reste le remède classique. Il faudra l'arrêter si des nausées ou des diarrhées apparaissent. On remplacera dans ce cas par SABAL SERRULATA 4CH, 3 granules 3 fois par jour au moins une demi-heure avant les repas.

On l'associera avec l'un des médicaments suivants, à raison de 3 granules, 3 fois par jour au moins une demi-heure avant les repas :

• La diminution de la secrétion lactée s'accompagne d'une légère tristesse. La jeune mère se sent fatiguée,
AGNUS CASTUS 5CH.

• Les seins sont engorgés et douloureux,
URTICA URENS 5CH.

• Les mamelons sont rouges et très sensibles. Les veines sur les seins sont très marquées,
ASA FŒTIDA 5CH.

On adjoindra dans tous les cas BLÉ, ORGE, AVOINE 3DH 10 gouttes avant le repas de midi.

Oligo-éléments : MAGNÉSIUM, SILICIUM et FER. Vitamines A, B, C, D et E en compléments alimentaires.

***AVERTISSEMENT***

***Tant qu'elle allaite, la jeune mère doit veiller à ce que ses aliments ne donnent pas au lait un goût désagréable (pour le bébé). Ainsi, elle évitera l'ail, l'oignon, tous les aliments à principes volatils (odeurs) forts, ainsi, bien entendu, que les médicaments allopathiques, sauf prescription expresse du médecin.***

**CONSEIL**

**Evitez, en période de lactation, de vous mettre au régime pour retrouver la ligne. Cela se fera en son temps. Consommez des légumineuses, qui favorisent la sécrétion de lait et évitez tout risque d'anémie par un apport de fer et de la levure de bière.**

## ■ *En cas de grande fatigue*

Les jeunes mères dont la fatigue est pesante pourront prendre 3 granules de l'un de ces remèdes, choisi selon les symptômes ressentis :

• En cas de sensation de faiblesse intense,
PHOSPHORICUM ACIDUM 5CH.

• Chez une femme maigre, frileuse, aux seins flétris,
SECALE CORNUTUM 4CH.

• En cas de déshydratation,
NATRUM MURIATICUM 7CH.

• En cas de faiblesse accompagnée d'une grande frilosité,
SILICEA 5CH.

De plus on prendra systématiquement URTICA URENS 4CH dans tous les cas où une diminution de la sécrétion lactée sera constatée et on l'associera alors avec RICINUS.

### ■ *Hypergalactie*

C'est le cas **inverse** de tout à l'heure. Cette fois, la femme secrète **trop de lait**, et éprouve certaines douleurs.

• Il existe une hypergalactie d'un lait aqueux, chez une femme grasse et molle,
CALCAREA CARBONICA 5CH, 3 granules le matin.

• L'hypergalactie va avec une sensibilité douloureuse des seins, aggravée à la moindre secousse,
LAC CANINUM 5CH, 3 granules le matin.
On ajoutera SOLANUM OLERACEUM 3CH, 10 gouttes avant le repas de midi.

## L'ARRÊT DE LA LACTATION

Le traitement sera ici **moins personnalisé** puisqu'on donnera dans tous les cas :

• PULSATILLA 12CH, une dose, puis
• CALCAREA CARBONICA 5CH, 3 granules le matin jusqu'à l'arrêt de la lactation,
• LAC CANINUM 5CH, également 3 granules le soir au coucher jusqu'à l'arrêt de la lactation.

Pour arrêter le lait après sevrage : plante de PERVENCHE, MERCURIALE et semences de PERSIL, le tout en parties égales, 5 g du mélange par tasse en décoction légère, prendre plusieurs tasses par jour. On peut compléter avec 2 gouttes d'essence de MENTHE 3 fois par jour sur un petit morceau de sucre.

## REPRISE DE LA CONTRACEPTION

L'accouchement laisse la femme souvent **fragile, à la fois physiquement et psychologiquement**. La vie sexuelle doit donc reprendre sans heurt, dans la douceur et l'harmonie et, surtout, sans précipitation. A plus forte raison si l'accouchement a été traumatique. Il peut arriver, alors qu'elle était tout à fait épanouie auparavant, qu'une jeune mère soit victime, après l'accouchement, de **certains blocages sexuels**. Il faudra alors à son partenaire faire preuve de patience et l'amener doucement, à force de caresses de tendresse, à retrouver sa libido.
Le **préservatif** a un rôle important à jouer durant cette période. Avant que le retour de couches n'ait eu lieu, le préservatif sera utilisé systématiquement afin d'assurer une **contraception efficace, la pilule n'étant pas possible**. De plus, il a l'avantage de **protéger cette zone**, encore meurtrie, pendant le coït.

Quand le cycle de la femme est redevenu normal, le couple doit alors examiner plusieurs possibilités et **prendre sa décision** en accord total et après en avoir discuté avec le médecin traitant.

• Ou bien il choisit de **laisser de côté** les moyens de contraception, si le désir d'une seconde grossesse est à envisager,

• Ou bien encore il utilise les **préservatifs**,

• Ou il choisit le **stérilet**. Il faut cependant savoir que, malgré les progrès accomplis dans ce domaine, il ne s'agit pas d'une contraception totalement efficace. De plus, ce corps étranger posé en permanence dans l'utérus peut provoquer des infections. Il est d'ailleurs souvent mal toléré, causant des douleurs abdominales et des hémorragies.
Curieusement, le stérilet est également mal supporté, souvent, par le partenaire.
Par contre, il présente l'avantage d'éviter le blocage artificiel du cycle (pilule), car on ne sait pas mesurer réellement, encore de nos jours, les réels dangers au long cours de ce type de contraception qui bloque tout de même une fonction importante du système endocrinien féminin.

• Ou encore, la jeune mère peut préférer un **contraceptif chimique, ou pilule**. Il faut tout de même en connaître tous les risques, hypercholestérolémie, troubles circulatoires et sanguins, ainsi que l'hormonodépendance qui provoque des pathologies diverses.

C'est donc en toute connaissance de cause que les deux partenaires devront prendre leur décision, après avoir écouté **l'exposé des avantages et des inconvénients** de chacune de ces méthodes.

À l'heure actuelle, il existe trois sortes de pilules sur le marché :

- Les **œstro-progestatifs,**
- Les **progestatifs séquentiels,**
- Les **micropilules.**

Les œstro-progestatifs **ne sont pas indiqués** dans les suites immédiates d'un accouchement. En effet, la pilule, par elle-même, offre un **risque de phlébite** qui viendrait aggraver le risque déjà existant du fait de l'accouchement.
Les progestatifs utilisés en séquentiel seront préférés en cas de contre-indication des précédents. Mais ils ne sont pas, eux-mêmes, sans inconvénients : ils entraînent chez la patiente **une prise de poids et la formation de cellulite** ce qui, on le pense bien, ne va pas dans le sens de ce que recherche généralement une récente accouchée.
Restent les micro-pilules, progestatifs utilisés 24 heures sur 24 heures. À notre avis, il s'agit là d'un **réel progrès pharmacologique** car ils peuvent être tout à fait conseillés, après avis du gynécologue consulté, dans la période suivant la grossesse.

Le médecin homéopathe préfère en général les **moyens mécaniques de contraception** (en particulier le diaphragme) aux moyens chimiques et hormonaux.

***AVERTISSEMENT***
***Si vous tenez vraiment à prendre la pilule, votre médecin vous recommandera sans doute FOLLICULINUM à des dilutions élevées pour en atténuer les inconvénients. Cette médication ne peut être faite par la jeune mère elle-même, pas plus que la reprise de la pilule contraceptive. Une consultation et des examens gynécologiques sont indispensables.***

**En conclusion**
Votre grossesse peut vous apporter un certain nombre de désagréments, ce qui est bien normal compte tenu des multiples et importantes transformations qui se produisent dans votre corps. Mais vous devez la vivre en toute sérénité, et ne jamais, sauf problème réel, vous considérer comme une « patiente » mais simplement comme une future mère heureuse et épanouie.

**Pour cela, l'homéopathie vous sera indispensable à toutes les étapes, y compris l'accouchement. Comme le sera l'écoute que vous apportera votre médecin homéopathe.**

# CHAPITRE III

# LA MÉNOPAUSE

## LA MÉNOPAUSE : UN PHÉNOMÈNE SOCIAL

Au siècle dernier, la plupart des femmes n'atteignaient pas l'âge de cinquante ans. Dans un de ses romans, *La femme de trente ans*, Balzac parle de la femme de cet âge comme d'une femme déjà mûre. Pour la majorité d'entre elles, la ménopause était un phénomène qu'elles n'auraient pas le temps de connaître, une manifestation réservée à celles qui atteignaient un « grand âge ». Aussi n'était-elle pas au rang des préoccupations majeures du corps médical.
Aujourd'hui, la **durée de la vie** ne cesse de croître sinon dans l'absolu (la limite de vie n'a pas tellement reculé) du moins dans la **moyenne** (de plus en plus de gens dépassent soixante-dix ans). Aussi la ménopause est-elle devenue une étape de la vie commune à la presque totalité des femmes.
Actuellement, on estime qu'environ **neuf millions de femmes sont ménopausées en France**.
La **ménopause naturelle** (à distinguer de la ménopause provoquée, par exemple, par une ablation de l'utérus) commence au moment où **les ovaires cessent de fonctionner**. Le saignement des règles s'arrête, soit progressivement, soit brutalement. Théoriquement, la femme sait alors qu'elle ne peut plus être mère, concept généralement bien vécu au plan conscient (elle a fait sa vie, élevé ou non des enfants, fait une carrière) mais dont le retentissement existe au plan inconscient à cause de siècles de diktat socio-culturel (la femme n'existe que parce qu'elle peut être mère). La ménopause est donc, à la racine, un **phénomène endocrinien**. Pour le médecin comme pour sa patiente, elle va couvrir en fait toute cette période de la vie qui suit l'arrêt des règles, ce qui représente, parfois, de longues, très longues années.
Pendant tout ce temps, la femme constate en elle des **changements** dont elle n'est pas toujours ravie : petits malaises tels que les bouffées de chaleur, l'insomnie, certaines douleurs diffuses aux seins, les jambes lourdes (sans compter les risques non perceptibles mais bien connus du médecin comme l'ostéoporose), prise de poids, apparition des rides...
Or, quand elle feuillette les magazines, quand elle regarde la

télévision, quand elle entend les conversations autour d'elle, elle ressent la pression de la vie sociale qui veut que la femme reste éternellement jeune, mince et belle. Tout cela peut déclencher une certaine **anxiété**. L'arrêt des règles survient en général vers la cinquantaine au moment où les enfants partent et où le conjoint prend sa retraite (ou, pire, perd son emploi). Au problème personnel, intime, physiologique, s'ajoutent donc pour la femme des bouleversements familiaux et **sociaux** parfois difficiles à vivre et traumatisants. Pour toutes ces raisons, l'approche du praticien doit donc être à la fois **clinique**, **psychologique**, **et sociale**. Il doit autant aider la femme à atténuer les désagréments de cette période qu'à maintenir son aspect extérieur et répondre à ses préoccupations esthétiques.

## UN PHÉNOMÈNE ENDOCRINIEN

La ménopause se décompose en deux périodes :
• **la préménopause**, aux alentours de 45 ans, caractérisée par un déficit en progestérone,
• **la ménopause vraie**, commençant vers 50-55 ans, causée par un déficit en œstrogènes ; elle correspond donc à un arrêt du fonctionnement ovarien.
Les limites entre ces deux périodes ne sont pas standard, elles varient d'une femme à l'autre. L'homéopathie a donc ici toute sa valeur : soucieuse en permanence de tenir compte de la personnalité, agissant sur le terrain sans risque de toxicité, elle permet de suivre l'évolution de chaque femme à cette période de la vie et de l'accompagner en prenant en compte les difficultés au fur et à mesure qu'elles se présentent.

### ■ *La préménopause*

Cette phase n'existe pas chez toutes les femmes : chez certaines, la ménopause se produit en une seule fois, on parle alors de **ménopause en un temps**. Chez d'autres, elle survient par étapes, la première, la plus marquante, souvent riches en incidents divers, est la **préménopause.**
L'homéopathie est précieuse pendant cette période. On prendra l'un des médicaments suivants, selon les symptômes :

• Il existe une insuffisance hormonale générale, avec des règles très courtes et survenant avec du retard. Le sang contient souvent de petits caillots. La fatigue s'accompagne de frilosité,

GRAPHITES 9CH, 3 granules matin et soir, à prendre environ une demi-heure avant les repas.

• Il existe des douleurs au niveau des organes génitaux. La femme se tord facilement les chevilles, et a tendance aux indigestions. Une tendance à la frigidité accompagne une certaine congestion des organes,
NATRUM CARBONICUM 9CH, 3 granules matin et soir, une demi-heure avant les repas.

• Les règles sont devenues très rares. On observe une tendance à la formation de pustules à la racine des poils (sycosis),
NATRUM SULFURICUM 9CH, 3 granules matin, midi et soir, avant les repas.

## ■ *Les bouffées de chaleur*

Si l'on demande à n'importe quelle femme quel symptôme caractérise la ménopause, elle répondra à coup sûr : les bouffées de chaleur. Si leur intensité et leur fréquence sont très variables selon les individus, elles restent **la manifestation la plus largement répandue**, même si certaines femmes « passent au travers ». Une bouffée de chaleur est une sensation d'avoir chaud, comme par temps de canicule, mais très soudaine. La chaleur monte généralement le long de la colonne vertébrale, jusqu'au visage que l'on sent rouge et brûlant. Enfin, dans de nombreux cas, visage et corps se couvrent de **sueurs**, souvent froides. Les bouffées de chaleur sont dues à des **spasmes nerveux** liés à l'équilibre hormonal perturbé et affectant la circulation veineuse superficielle.

## ■ *Les bouffées de chaleur sans sueurs*

• Des battements importants donnent la sensation que la tête va éclater, que les yeux sont rouges et la face chaude,
GLONOÏNUM 5CH, 3 granules à chaque fois que survient une série de bouffées de chaleur.

• Le visage est chaud et le tour des joues devient rouge, la paume des mains et la plante des pieds sont également chaudes, les oreilles bourdonnent,
SANGUINARIA CANADENSIS 5CH, 3 granules plusieurs fois par jour, la fréquence des prises sera celle des bouffées de chaleur.

• L'apparition des bouffées de chaleur coïncide avec une anxiété intense et des palpitations importantes. Le visage est rouge et chaud,
AMYL NITROSUM 5CH, 3 granules matin et soir, une demi-heure avant le repas, à répéter plus souvent si besoin.

• Le visage est chaud, les pupilles dilatées, avec une gêne importante causée par la lumière et des battements insupportables dans la tête,
BELLADONNA 5CH, 3 granules matin, midi et soir, une demi-heure avant les repas.

• Les bouffées de chaleur provoquent des battements dans la tête, tout ce qui serre cause une gêne importante et ne peut être supporté, en particulier au niveau du cou,
LACHESIS 7CH, 3 granules matin, midi et soir, une demi-heure avant les repas.

• Les bouffées de chaleur s'accompagnent de palpitations, d'une sensation de battement des artères sur un fond d'irritabilité. Il existe déjà une tendance à l'hypertension artérielle (qu'il faudra faire surveiller par le médecin traitant),
AURUM METALLICUM 9CH, 3 granules matin, midi et soir, une demi-heure avant les repas.

• Les bouffées de chaleur s'annoncent par une céphalée (mal de tête) avec la sensation de tête battante comme prête à éclater, et aussi par des palpitations avec l'impression d'avoir le cœur serré dans un étau,
CACTUS GRANDIFLORUS 7CH, 3 granules matin, midi et soir, une demi-heure avant les repas.

## ■ *Les bouffées de chaleur avec sueurs*

C'est le cas le plus fréquent, le corps **se couvre de sueurs, souvent froides**. On prendra l'un de ces médicaments, selon les symptômes éprouvés, à raison de 3 granules matin, midi et soir, une demi-heure avant les repas :

• Les bouffées de chaleur s'accompagnent de sueurs très abondantes, chez une femme très anxieuse et surtout très émotive,
PILOCARPUS JABORANDI 5CH.

• Les bouffées de chaleur s'accompagnent de sueurs froides et d'une sensation de brûlure de la paume des mains et de la plante des pieds, chez une femme agitée et facilement irritable,
LILIUM TIGRINUM 9CH.

• Les bouffées de chaleur vont avec des sueurs froides, « huileuses » et d'odeur forte,
SULFURICUM ACIDUM 7CH.

• Il ne se produit pas de sensation de chaleur au niveau du visage mais des sensations alternées de chaud et de froid. Les sueurs sont généralisées,
SEPIA 9CH.

Il est souvent très utile de compléter ces différents remèdes par : FSH D24 et PROGESTÉRONE D6, régulateurs hormonaux homéopathiques. Il est conseillé, généralement, de les prendre sous forme d'ampoules, à raison d'une ampoule de FSH D24 un soir sur deux, à alterner avec une ampoule de PROGESTÉRONE D6 l'autre soir.

***AVERTISSEMENT***

***Toute femme en période de ménopause doit être suivie régulièrement par son médecin afin de surveiller la tension artérielle et d'établir une bonne hygiène alimentaire.***

**CONSEIL**

**Les germes de soja, riches en vitamines B et E, sont à recommander. De façon générale, il faut instaurer une bonne hygiène alimentaire, même si ce doit être au prix de quelques renoncements. La consommation de graisses animales (surtout cuites) doit être très diminuée au profit des huiles végétales première pression à froid. La proportion de produits carnés (viande, poisson) doit être diminuée (on peut même envisager de les supprimer à condition de réorganiser l'équilibre alimentaire). Enfin, une large place doit être faite aux fibres (voir chapitre « Les fibres »), garantes d'un bon transit intestinal.**

Les mélanges pour tisanes spécifiques des problèmes de circulation veineuse sont conseillés. Ils contiennent souvent VIGNE ROUGE, AUBÉPINE, SAUGE, VERVEINE, etc.

S'il est une vitamine à prendre ici, c'est bien la vitamine E, indispensable au bon fonctionnement hormonal, et rare dans l'alimentation moderne raffinée. On prendra donc un complément alimentaire naturel, par exemple à base d'huiles de germes de céréales, et on se dirigera vers une alimentation plus naturelle (voir plus haut : conseil).

**CONSEIL**

**Il peut être intéressant d'adjoindre des techniques de relaxation au sens le plus large. Que ce soit des massages, des exercices physiques doux comme le Tai Chi Chuan, des thérapies énergétiques (Shiatsu, sophrologie), ou tout simplement des cassettes audio à écouter chez soi, le fait de prendre soin de son corps et de se détendre sera bénéfique.**

## ■ *Les problèmes de poids et le drainage*

L'opinion générale est qu'il est normal qu'une femme ménopausée **prenne du poids**. À cela, de nombreux nutritionnistes et médecins rétorquent : **non.** Pour nuancer, disons que l'arrêt des règles et l'affaiblissement hormonal qu'il représente favorisent la prise de poids comme, d'ailleurs, le facteur psychologique (« *je suis vieille* », « *je renonce à lutter pour garder ma ligne* », etc.). En fait, le problème du poids est **commun à toutes les femmes, à tous âges**. Pour vous remonter le moral, pensez à votre petite nièce de seize ans à qui chaque tablette de chocolat donne un peu plus de rondeur sur les hanches (et accompagnée de boutons !).
Alors, courage, il n'existe pas de fatalité dans ce domaine. Pourquoi voulez-vous, alors que vous étiez contente de votre silhouette, que, tout à coup, tout change du tout au tout. Attention à ce qui est « dans la tête » !
Bien sûr, il vous faut **redoubler de prudence**, et ne pas laisser s'installer la vilaine peau d'orange caractéristique de la cellulite

et qui fait si mal au **pincement**. En effet, les cellules adipeuses comprimant les terminaisons nerveuses, celles-ci se révèlent beaucoup plus sensibles à toute pression et transmettent un message de douleur au cerveau. Il vous faut d'autant plus faire attention que l'excès de poids augmente les risques de **maladies cardiovasculaires**.
Les conseils que nous pouvons vous donner sont avant tout d'ordre diététique. Votre médecin homéopathe complétera le traitement en procédant avant tout à un drainage. Il faut rappeler ici que la notion de **drainage** (entraîner les toxines à l'extérieur du corps par l'élimination, en quelque sorte « faire le ménage des cellules ») est **essentielle en homéopathie**.
Le traitement homéopathique ne présente aucun danger et, surtout, il est établi en tenant compte de la patiente dans sa globalité, en fonction de son environnement, de sa morphologie, de ses traits dominants et de ses goûts alimentaires.
Pour cette opération de drainage, on fait donc appel aux organes d'élimination (foie, rein) appelés encore émonctoires, en **cernant leur éventuelle déficience et en provoquant leur stimulation**.

• **Au niveau hépatique**

• Le foie est sensible au toucher, avec une douleur bien localisée au niveau de la pointe de l'omoplate droite, l'haleine est souvent fétide et la langue chargée,
CHELIDONIUM MAJUS 5CH, 3 granules matin et soir juste avant les repas.

• Le foie est sensible, la langue « en carte de géographie » (avec des sillons) et il existe un goût amer dans la bouche,
TARAXACUM 4CH, 3 granules un quart d'heure avant chacun des deux repas.

• Le foie est douloureux, il existe un état nauséeux avec parfois des vomissements et une tendance à la constipation,
CARDUUS MARIANUS 5CH, 3 granules matin et soir une demi-heure avant les repas.

• On peut détecter une douleur au niveau des fausses côtes, dans la bouche on a un goût amer, la langue est chargée, les selles décolorées sur un fond de constipation,
SOLIDAGO 4CH, 3 granules avant les deux principaux repas.

**• Au niveau urinaire**

• Les urines sont insuffisantes en quantité et il se manifeste quelques douleurs dans la région du rein gauche,
BERBERIS VULGARIS 4CH, 3 granules matin et soir avant les repas sur une période de deux mois.

• Les urines sont peu abondantes, plutôt foncées avec des douleurs à la pression au niveau des fausses côtes,
SOLIDAGO 4CH, 3 granules matin et soir.

**CONSEIL**
**Il existe chez votre pharmacien un certain nombre de formules composées, regroupant plusieurs de ces substances. Elles ont l'avantage d'une grande facilité d'utilisation :**
**CHELIDONIUM composé,**
**NUX VOMICA composé,**
**HOMÉODOSE 18,**
**CHOLÉODORON.**
**Ces préparations se présentent sous forme de gouttes buvables, à prendre à raison de 10 à 15 gouttes dans un peu d'eau avant les deux principaux repas, pendant un ou deux mois. Demandez conseil à votre pharmacien.**

Le drainage réalisé, vient le traitement de terrain, permettant d'équilibrer les fonctions hormonales et de stabiliser le poids. Selon la coutume en homéopathie, on donne le nom de certains médicaments aux types de femmes auxquels ils conviennent. Choisissez celui où vous vous reconnaissez le plus et prenez le remède selon la posologie indiquée.

## ■ *ANACARDIUM orientale ou la grosse mangeuse*

Elle est **coléreuse et très irritable**, surtout quand elle a faim. Dès qu'elle se trouve à table, son visage rayonne, et une fois son **estomac rempli**, elle a retrouvé tout son optimisme :
• prescription en 9CH, 3 granules 20 minutes avant les repas.

## ■ *BADIAGA ou la fabriquante de cellulite*

C'est la femme qui présente une **tendance à la cellulite** douloureuse ; la peau est dure, tendue, très sensible au toucher, et la femme est **frileuse** et très sensible au froid :

- prescription en 9CH, 3 granules 3 fois par jour sur une période de 2 mois.

## ■ *GRAPHITES ou la femme forte et molle*

Il s'agit ici d'une femme plutôt **grasse**, **frileuse**, **apathique** et très **constipée**, à la peau fragile qui présente souvent de petites **éruptions** de type eczéma :

- prescription en 9CH, 3 granules 3 fois par jour avant les repas.

## ■ *SULFUR ou la joie de vivre*

Elle est toujours **contente**, **joviale**, elle veut refaire le monde, elle aime la vie, la bonne nourriture, d'une certaine manière elle se complaît dans son embonpoint. Il ne faut pas vouloir la faire maigrir à tout prix avec des régimes draconiens, car elle peut être alors sujette à la **dépression**. Un simple petit traitement destiné surtout à la **débarrasser de ses toxines** lui suffira :

- prescription en 9CH, 3 granules une seule fois par jour en association avec une des formules composées destinées à drainer citées ci-dessus (voir Conseil).

## ■ *THUYA ou le remède du changement*

Elle a atteint la **cinquantaine**, avec son cortège de symptômes, infiltration du tissu cellulaire responsable de la **cellulite**, troubles **circulatoires** commençant à apparaître, **peau** devenant grasse, **cheveux** cassants et dédoublés, **ongles** mous et taches cutanées qui ne cessent de proliférer :

- prescription en 9CH, 3 granules matin et soir une demi-heure avant le repas.

## ■ *NATRUM SULFURICUM ou la rétention d'eau*

Voici une femme sujette aux **œdèmes**, chez qui la cellulite commence à s'installer, surtout au niveau du petit bassin et des cuisses, dont les **doigts** sont souvent enflés le matin au réveil, signalant ainsi une sensibilité toute particulière aux **changements de temps**, surtout à l'humidité :

- prescription en 9CH, 3 granules deux fois par jour une demi-heure avant les repas.

Il est intéressant d'associer au traitement choisi certaines plantes qui renforcent l'action de l'homéopathie. Deux d'entre elles, surtout, sont habituellement employées :

• la PILOSELLE, bien connue pour ses propriétés diurétiques favorisant l'élimination, elle se prescrit en teinture-mère (TM : dilution homéopathique des substances actives de la plante dans l'alcool) :
PILOSELLA TM, 120 gouttes dans un grand verre d'eau dans la matinée.
En association avec :

• le FUCUS, une algue qui stimule la combustion des graisses et l'élimination des toxines : FUCUS TM, 120 gouttes dans un grand verre d'eau dans l'après-midi.

Les oligo-éléments sont également un complément de traitement très précieux. L'association ZINC-NICKEL-COBALT régule le métabolisme des graisses et des sucres et évite la sensation de fringale :
prescription à raison d'un comprimé à laisser fondre en bouche 2 fois par jour
ou d'une ampoule dans très peu d'eau, 3 fois par jour.
Traitement à suivre pendant 3 mois.

**CONSEIL**

**• Ne cherchez pas à obtenir un résultat trop rapidement. Toute perte de poids doit se répartir sur plusieurs semaines, à raison d'environ un kilo par semaine, car tout amaigrissement trop rapide peut altérer les fibres musculaires, provoquant ainsi un relâchement peu esthétique des tissus.**

**• L'alimentation doit être bien équilibrée et bien adaptée à chaque femme. Les régimes trop stricts sont déconseillés car ils entraînent des carences et provoquent une frustration dont les conséquences iront à l'encontre du résultat recherché.**

**• L'exercice physique est nécessaire non pas tant pour perdre du poids mais pour combattre les effets de la sédentarité : maintenir la souplesse des articulations et**

**le tonus musculaire (surtout en cas d'amaigrissement) et favoriser la circulation veineuse (voir le chapitre « Le sport à la ménopause » p. 135).**

## LES SEINS

Tout changement hormonal a un retentissement au niveau des seins. À la période de la ménopause, surviennent surtout des **phénomènes de congestion** (le sein est gonflé, lourd) ou d'**indurations** (au palper on sent des petits nodules durs qui roulent sous le doigt) avec parfois une légère douleur. Il ne faut pas négliger une surveillance médicale préventive.
Les remèdes homéopathiques adaptés à chaque cas ont pour but de réguler le **fonctionnement endocrinien** et d'en diminuer les conséquences désagréables au niveau des seins. Choisissez celui qui correspond à vos symptômes, à raison de 3 granules matin et soir une demi-heure avant les repas :

• Les seins s'atrophient, deviennent flasques et ridés avec parfois la présence de quelques petits noyaux non douloureux, CONIUM MACULATUM 9CH.

• La femme est maigre, ses seins ont tendance à s'atrophier et présentent au toucher de petits noyaux sensibles au toucher, IODUM 9CH.

• Les seins sont flétris, la ménopause est installée et entraîne une tendance à la dépression, à l'anxiété et à la constipation, PLUMBUM METALLICUM 9CH.

• Les seins sont gonflés, douloureux et tendus avec parfois de petits noyaux à l'intérieur et plus particulièrement à droite, PHYTOLACCA 9CH.

• La poitrine est douloureuse, tendue, gonflée, avec des douleurs qui irradient dans le dos et dans le bras gauche, ASTERIAS RUBENS 9CH.

**CONSEIL**

**• Compte tenu du bouleversement profond du système hormonal, les risques au niveau des**

**seins augmentent à la ménopause : la majorité des cancers du sein apparaissent à ce moment. Ils sont aujourd'hui bien soignés, mais le dépistage précoce joue un rôle prépondérant dans les chances de guérison. Faites-vous examiner très régulièrement par votre médecin qui prescrira, si besoin est, des examens radiologiques complémentaires.**

**• La notion d'antécédents familiaux est capitale : une femme dont la mère ou la grand-mère ont eu un cancer du sein doit faire l'objet d'une surveillance accrue. Si c'est votre cas, ne vous persuadez pas que vous allez avoir la maladie, mais ayez une bonne hygiène de vie, et consultez très régulièrement.**

***AVERTISSEMENT***

***Ne vous exposez pas seins nus au soleil sans bouger et pendant des heures. Vous augmentez alors considérablement les risques de cancer du sein, sans parler des conséquences pulmonaires toujours possibles (lésions). La peau des seins est fine, fragile, et les rayons solaires ont atteint les glandes mammaires avant que vous ayez eu le temps d'acquérir un bronzage protecteur.***

## L'OSTÉOPOROSE

L'ostéoporose est une **déminéralisation** du squelette due à une diminution de la trame protéique de l'os. L'os est un organe vivant. Son alimentation se fait par le sang (moelle) et est liée directement à la vitalité hormonale. Au début, l'ostéoporose survient à bas bruit, sans provoquer de troubles sensibles. Quand les douleurs apparaissent, il est déjà un peu tard pour réagir efficacement. Il faut savoir que l'ostéoporose grave peut être **invalidante** soit en favorisant des fractures à répétition (à la radio les os sont comme transparents), soit en empêchant les os de remplir leur rôle de soutien du corps.
En fait, tout individu possède un capital osseux qu'il doit préserver, gérer et si possible reconstituer. Au cours de la vie, l'évolution de la masse osseuse se fait en plusieurs étapes :

• une phase de **développement** jusque vers 18/20 ans,
• une phase de **stabilité** qui dure jusqu'à la ménopause,
• puis une phase de **décroissance** qui commence assez brutalement à l'arrêt de la sécrétion des œstrogènes.

On connaît aujourd'hui les facteurs augmentant le risque d'ostéoporose :

• **le manque d'exercice physique (sédentarité),**
• **une immobilisation prolongée inévitable (suite d'opération par exemple ou de fracture),**
• **un régime trop pauvre en calcium,**
• **la consommation excessive d'alcool et de tabac,**
• **une ménopause trop précoce,**
• **des antécédents familiaux d'ostéoporose,**
• **une petite taille et une faible corpulence.**

La meilleure prévention de l'ostéoporose consiste à augmenter son capital osseux **avant** l'installation définitive de la ménopause par une **bonne hygiène alimentaire** assurant un apport de calcium suffisant (avec un rapport calcium/phosphore optimum) et la pratique du **sport.**

Toutes les femmes ne sont d'ailleurs pas condamnées à l'ostéoporose, le terrain joue ici un rôle déterminant. Soyez donc vigilante et mettez en place un **traitement homéopathique de terrain** que vous choisirez en fonction des symptômes qui vous correspondent et qui aidera votre organisme à maintenir son précieux capital osseux :

• Des douleurs aiguës et lancinantes au niveau des articulations et des muscles, avec tendance aux déformations apparaissent chez une femme nerveuse, agitée et qui maigrit,
CALCAREA FLUORICA 7CH, 3 granules matin et soir une demi-heure avant le repas, traitement à suivre pendant plusieurs mois.

• La déminéralisation est nette avec des déformations douloureuses des petites et moyennes articulations,
SYMPHYTUM 6DH, 3 granules matin et soir une demi-heure avant le repas, traitement à suivre pendant plusieurs semaines et à renouveler.

• Il y a amaigrissement, avec une tendance à la raideur, à l'ankylose et aux déformations surtout vertébrales, avec une amélioration lorsque le temps est humide,
CAUSTICUM 9CH, 3 granules aux deux repas.

• L'ostéoporose est plutôt localisée au niveau des régions lombaire (reins) et cervicale (cou) ainsi qu'aux genoux et aux pieds,
RADIUM BROMATUM 5CH, 3 granules une ou deux fois par jour en dehors des repas.

• Quand la femme est maigre et présente une colonne vertébrale fragile et très sensible, ainsi que des déformations qui s'installent progressivement,
CALCAREA PHOSPHORICA 5CH, 3 granules matin et soir une demi-heure avant le repas, traitement à suivre pendant plusieurs mois.

• La colonne vertébrale est très sensible au toucher, avec des douleurs brûlantes surtout localisées entre les deux omoplates,
PHOSPHORUS 7CH, 3 granules une ou deux fois par jour en dehors des repas.

• La déminéralisation, perte de minéraux au niveau osseux, a été constatée par le médecin traitant chez une femme très frileuse qui présente des douleurs importantes de la colonne vertébrale avec sensation de froid dans les os,
SILICEA 9CH, 3 granules matin et soir avant le repas.

***AVERTISSEMENT***
***Alcool et tabac sont des facteurs aggravants de l'ostéoporose. Le sevrage tabagique et la modération dans la consommation d'alcool sont donc indispensables au moment de la ménopause, bien avant si c'est possible. Attention également à certains traitements à base de cortisone ou de ses dérivés qui favorisent très nettement l'apparition de l'ostéoporose.***

Les oligo-éléments, véritables catalyseurs des fonctions vitales, jouent un rôle prépondérant dans le traitement ou la prévention de l'ostéoporose. Ils devront accompagner systématiquement les remèdes homéopathiques.
On prendra en association :

FLUOR en prévention de l'ostéoporose ;
PHOSPHORE qu'on ne prendra jamais sans prendre également du CALCIUM car il est plus souvent présent dans l'alimentation que ce dernier. Or, c'est l'équilibre entre ces deux nutriments qui en permet l'assimilation.
Ces traitements seront insuffisants s'ils ne s'accompagnent pas de la prise de vitamines naturelles et de minéraux associés dans un complément alimentaire bien adapté, vitamine C à forte dose, vitamines A, B, SILICIUM, acides aminés soufrés (CYSTINE et MÉTHIONINE).
Il faut également citer l'utilisation intéressante du CALCAIRE DE VERSAILLES D8 à raison d'une ampoule dans un peu d'eau le soir, un mois sur deux, remède qui assure un apport de calcium assimilable.

***AVERTISSEMENT***

***Faites-vous suivre très régulièrement et faites pratiquer un frottis du col de l'utérus tous les ans. Par contre, la biopsie n'est utile qu'en cas d'anomalie détectée lors de l'examen.***
***Vous êtes parfaitement en droit de la refuser : n'hésitez pas à entamer le dialogue avec votre praticien. Ceci dit, partisans et adversaires de la biopsie systématique s'affrontent et nous ne prendrons pas parti ici.***

**CONSEIL**

**L'exercice physique est important pour la prévention de l'ostéoporose. Il est conseillé de pratiquer chaque jour une ou deux heures de marche, et aussi une gymnastique d'entretien régulière. Il ne faut jamais forcer lorsqu'un mouvement devient douloureux** **(voir « Le sport à la ménopause » p. 135).**

**L'alimentation** est également importante. C'est dans les nutriments qu'elle apporte chaque jour que l'organisme trouve les matériaux pour se maintenir en bonne santé et assurer au mieux les fonctions vitales. Ainsi, en période de ménopause, on considère qu'il faut chaque jour un apport de 1 000 mg à 1 500 mg de CALCIUM. Les laitages et le fromage représentent la principale source de CALCIUM alimentaire, mais avec un

risque de prise de poids et d'encrassement du système digestif, en particulier au niveau du foie. De plus, ils sont actuellement soupçonnés, par certains chercheurs, de favoriser le **cancer du sein** s'ils sont consommés avec excès. Il faut donc être prudente avec les produits laitiers et chercher le CALCIUM dans d'autres aliments : les légumes verts, les fruits secs, les céréales complètes et certaines eaux comme :
eau Perrier : qui en contient 145 mg
Badoit : qui en contient 200 mg.
Quelques exemples de teneur en calcium en mg pour 100 g :
Lait entier, 125,
Fromage à pâte ferme (Emmenthal, Comté, etc.), 800,
Légumes secs, 80,
Fruits oléagineux (amandes, noisettes, etc.), 220.

**CONSEIL**
**Les produits laitiers devraient être issus de l'agriculture biologique. En effet, c'est dans la matière grasse du lait que se fixent les résidus de pesticides hautement toxiques, et les normes officielles de dosage de ces résidus sont trop tolérantes. Les produits sans matière grasse ou autres allégés, outre le fait qu'ils n'apportent aucun plaisir gustatif, ne présentent aucun intérêt : c'est dans l'équilibre matières grasses/protéines que l'organisme trouve les moyens de fixer le calcium.**

Il faut rappeler que la fixation du CALCIUM ne se fait qu'en présence de la vitamine D, laquelle est synthétisée par l'organisme sous l'influence du **soleil**, Mais attention, ne vous précipitez pas sur la plage : une **exposition au soleil des bras et du visage durant une demi-heure chaque jour** suffit largement à la synthèse de la vitamine D. Cependant, on peut envisager un apport sous forme de complément alimentaire de vitamine D pour un effet thérapeutique.

## LE PROBLÈME DE L'HORMONOTHÉRAPIE

Faut-il ou non prendre un traitement hormonal à la ménopause ? Question délicate, à laquelle on doit répondre avec prudence. **L'hormonothérapie substitutive** a pour but d'éviter et de traiter les conséquences de la ménopause : d'une part les

troubles climatériques (qui se présentent à une époque critique de la vie) tels que les bouffées de chaleur, mais aussi les complications à long terme entraînées par la carence ovarienne, en particulier l'ostéoporose.
Il n'existe pas de formule miracle, **chaque cas doit être étudié** d'une manière minutieuse en tenant compte des antécédents et des facteurs de risque. Seul le médecin peut prendre une telle décision. Malheureusement, les avis sont très **partagés** au sein du corps médical, selon les écoles. Pour les femmes qui abordent la période de leur ménopause, il devient donc difficile, parfois, de prendre une décision dans ce domaine. En fait, le bon sens doit prévaloir, et vous ne devez jamais vous laisser influencer par un **phénomène de mode.**
Précisons tout de même que le traitement homéopathique permet d'obtenir des **résultats tout à fait exceptionnels** dans cette pathologie. Il paraît donc tout à fait raisonnable de commencer par là, car ce type de traitement n'entraîne **aucun effet secondaire** (ce qui n'est pas le cas du traitement hormonal). En même temps, un suivi médical sérieux doit être assuré à l'aide de tous les moyens d'analyses modernes permettant de déceler avec précision les troubles qui pourraient survenir (dosages hormonaux, densitométrie osseuse, etc.)
Le traitement hormonal substitutif ne doit pas être refusé par principe, car dans certains cas bien précis, il apporte un confort de vie intéressant. Mais il ne doit pas être non plus prescrit d'une **manière systématique**, car ses **contre-indications** sont réelles : le cancer du sein et de l'endomètre et, à un moindre degré, l'hypertension artérielle, les problèmes cardio-vasculaires, le diabète, les fibromes utérins, les dyslipidémies (modification du taux des lipides dans le sang).
En homéopathie, le remède agit essentiellement sur le **terrain** ; il sera proposé en dose-globules à prendre une fois par semaine, et on y ajoutera OVARINUM 5CH, 3 granules une fois par jour pendant plusieurs semaines. Les **hormones à doses infinitésimales** ne seront proposées qu'après un **interrogatoire médical très précis** pour éviter les troubles bien connus tels que : sécheresse vaginale, bouffées de chaleur, troubles du comportement, etc.

## LES TROUBLES CIRCULATOIRES

À la ménopause, les modifications hormonales ont un retentissement sur la circulation veineuse. Les femmes souffrent fréquemment d'une mauvaise circulation veineuse au niveau des membres inférieurs avec une **sensation de jambes lourdes** et, parfois, apparaissent les varices. Elles prendront :

• Lorsque les jambes sont infiltrées par l'œdème au niveau des chevilles et qu'il existe quelques varices,
KALIUM CARBONICUM 5CH, 3 granules matin et soir.

• Les varices font mal, surtout après un grand effort physique,
BELLIS PERENNIS 5CH, 3 granules 2 fois par jour.

• Lorsqu'il existe une tendance aux ecchymoses douloureuses avec sensation de meurtrissures, surtout au niveau des jambes,
ARNICA 7CH, 3 granules 2 fois par jour

• En cas de fragilité capillaire avec présence de petites varicosités qui sont douloureuses à la pression,
HAMAMELIS VIRGINIANA 5CH, 3 granules matin et soir.

• Lorsque les veines sont gonflées et bleutées, douloureuses à la pression et souvent associées à des hémorroïdes,
AESCULUS HIPPOCASTANUM 5CH, 3 granules 1 ou 2 fois par jour.

• En cas de jambes lourdes, marbrées, avec la présence de veines dilatées, de couleur bleue et douloureuses au toucher mais améliorées au contact du frais,
PULSATILLA 7CH, 3 granules matin et soir.

• Lorsqu'il existe un œdème des chevilles avec des veines très dilatées, très douloureuses, avec la sensation qu'elles vont éclater, mais améliorées dès que les jambes sont surélevées,
VIPERA REDI 5CH, 3 granules 2 fois par jour.

• En présence de petites varicosités, avec des varices volumineuses et tortueuses sur des jambes lourdes, qui sont améliorées au contact du frais,
CALCAREA FLUORICA 5CH, 3 granules 2 fois par jour.

• Lorsque sur une peau sèche et fragile apparaissent des ecchymoses au moindre petit choc,
LACHESIS MUTUS 9CH, 3 granules matin et soir.

Il existe des formules composées assez pratiques qui peuvent dépanner momentanément avant de consulter son médecin, les principales sont :
HOMÉODOSE 20,
HAMAMELIS composé,
CLIMAXOL, au choix.
Ces produits se présentent sous forme de gouttes à prendre à raison de 20 gouttes une ou deux fois par jour, selon l'intensité des symptômes et suivant la saison, la chaleur de l'été demandant une prise plus fréquente.

**CONSEIL**
**• éviter les bains trop chauds qui ralentissent la circulation,**
**• attention aux chaussures trop serrées et surtout aux talons trop hauts,**
**• le sport est recommandé : la marche, la bicyclette et surtout la natation, les sports violents sont par contre déconseillés,**
**• il est judicieux de surélever les pieds du lit d'environ 20 cm,**
**• pendant la période des grosses chaleurs, on pratiquera des douches froides sur les jambes, sur la partie allant des genoux aux chevilles, 2 à 3 fois par jour, ce qui apportera une amélioration du confort appréciable.**
**• enfin l'utilisation de pommades en applications locales une ou deux fois par jour peut apporter un soulagement notable :**
**CRÈME RAP,**
**le gel d'ARNICA,**
**le gel RELVÈNE,**
**la crème CYCLO 3, et bien d'autres...**

La phytothérapie a une place de choix dans le traitement des troubles de la circulation veineuse, les principales plantes utilisées sont :
• le MARRON D'INDE pour ses propriétés anti-inflammatoires,
• la VIGNE ROUGE qui augmente la résistance des capillaires,

• le MÉLILOT qui protège et tonifie la paroi des veines,
• l'AIL qui augmente la fluidité du sang.
Ces plantes sont généralement prescrites sous la forme de gélules, votre médecin pourra vous conseiller sur leur utilisation. Quant à l'AIL, on peut le manger !

## LE SOMMEIL À LA MÉNOPAUSE

Le sommeil est **indispensable** au bon fonctionnement de l'organisme humain.
Les troubles du sommeil sont très souvent liés à une méconnaissance des grandes lois qui le régissent. L'insomnie, quant à elle, n'est souvent que la **conséquence directe des problèmes** survenus tout au long de la journée. Il est donc nécessaire de positiver son sommeil, de se mettre, avant de dormir, dans un **état psychologique et nerveux** qui lui permettra de s'installer. Le sommeil fait partie de notre horloge biologique, il permet à l'organisme de **préparer sa journée du lendemain.** Il faut savoir qu'en fait, le temps pendant lequel nous dormons se décompose en périodes de **sommeil lent et de sommeil paradoxal**, qui se répètent. Chacun de ces cycles varie de 90 à 120 minutes suivant les individus. Pendant le sommeil lent, se succèdent plusieurs stades marqués par un ralentissement des fonctions vitales du métabolisme. Puis se met en place le sommeil paradoxal pendant lequel apparaissent les rêves. Le tout dure en moyenne 90 minutes, puis un nouveau cycle apparaît. Pendant la première partie du sommeil, nous perdons la vue, puis l'audition et enfin la parole. Pendant le sommeil paradoxal, nous perdons la vue, l'audition, la parole et l'activité musculaire, nous sommes donc complètement libérés. Avec l'âge, le sommeil paradoxal **diminue** puisqu'il représente 50% du sommeil à la naissance pour ne représenter que 20% à l'âge adulte.
Il est capital de se mettre dans les **conditions optimales.**

**CONSEIL**

**• se coucher à heures régulières,**
**• éviter les repas abondants le soir,**
**• ne pas abuser d'alcool et de café,**
**• avoir une bonne literie,**
**• coucher dans une chambre reposante,**
**• prendre plutôt une douche froide le soir et un bain chaud le matin.**

## ■ *L'insomnie est due à des éléments extérieurs.*

Ce n'est la plupart du temps qu'un symptôme révélateur d'une perturbation.
S'il s'agit d'un événement ou d'un changement dans le domaine socio-professionnel, il existe un certain nombre de remèdes homéopathiques :

• En cas d'insomnie causée par des tracas ou des soucis professionnels, la malade a sommeil le soir, va se coucher mais, dès qu'elle a la tête posée sur l'oreiller, elle devient préoccupée et son sommeil s'en va,
AMBRA GRISEA 7CH, 3 granules 2 heures avant le coucher et 3 granules en se couchant.

• Lorsque la personne est stressée, excitée, toujours en mouvement, n'arrive pas à trouver son sommeil et commence déjà à construire sa journée du lendemain,
ARGENTUM NITRICUM 9CH, 3 granules 2 heures avant le coucher, puis nouvelle prise en se couchant.

• Il s'agit d'une femme agitée le soir en se couchant et qui remue sans arrêt ses jambes dans son lit,
KALIUM BROMATUM 9CH, 3 granules 2 heures avant le coucher, puis 3 granules en se couchant.

## ■ *L'insomnie est due à une intense activité*

Il s'agit d'une activité intellectuelle ou physique.

• En cas d'insomnie survenant après un travail pénible et accompagnée de courbatures donnant l'impression d'avoir un matelas trop dur,
ARNICA 7CH, 3 granules le soir, à répéter une fois si besoin.

• Lorsque l'insomnie est en relation avec un état de surexcitation mentale empêchant de trouver son sommeil,
COFFEA 9CH, 3 granules le soir au coucher.

• En cas d'insomnie par émotivité, avec constriction au niveau de la gorge et avec des palpitations, chez une femme à l'humeur changeante souffrant de bouffées congestives,
SUMBUL MOSCHATUS 9CH, 3 granules au coucher.

## ■ *L'insomnie vient d'un état d'agitation intense*

• Lorsque la patiente remue constamment dans son lit dans un sommeil peuplé de rêves angoissants, avec sensation d'un malheur imminent,
ACTEA RACEMOSA 9CH, 3 granules au coucher.

• Le sommeil est léger avec des réveils fréquents, des rêves terrifiants tournant autour d'un thème de mort, d'enterrement ou encore de serpents,
LACHESIS MUTUS 9CH, 3 granules le soir.

• Lorsque la malade parle pendant son sommeil, crie, s'excite, s'agite avec des soubresauts et des cauchemars terribles et qu'elle se rendort en fin de nuit alors qu'il est l'heure de se lever,
NUX VOMICA 9CH, 3 granules au coucher, à répéter dans la nuit si besoin.

• En cas d'insomnie survenant à la suite de chagrins, de contrariétés ou de soucis importants,
IGNATIA AMARA 9CH, 3 granules en allant se coucher.

Il est souvent classique de proposer en complément à ces remèdes un oligo-élément qui se révèle généralement très efficace :

LITHIUM, 2 comprimés à sucer tous les soirs ou 2 ampoules dans un peu d'eau.
Il existe également de nombreuses formules composées très pratiques, dont les principales sont :
• LENICALM, 2 comprimés le matin, 2 au repas du soir et 2 au coucher. Ce produit a l'avantage de préparer le sommeil tout au long de la journée.
• L72, très apprécié par ses bons résultats, se prend sous la forme de gouttes à raison de 20 à 50 gouttes dans un peu d'eau le soir.
• SÉDATIF PC, 1 ou 2 comprimés le soir.
• EUPHYTOSE, 2 à 3 dragées le soir.

Toutes ces formules ont le gros avantage, comme tout médicament homéopathique, de n'avoir **aucun effet secondaire** et de n'entraîner aucune accoutumance ; le réveil est agréable et permet de passer une bonne journée.

Certaines préparations phytothérapiques à base de ESCHSCHOLTZIA, TILLEUL, LOTIER et VALÉRIANE sont souvent utilisées, votre pharmacien pourra vous conseiller.

Pour les amateurs de tisanes, il existe NOCTISANE vendu en pharmacie, qui peut aider la malade dans les petits troubles du sommeil.

## LE SPORT À LA MÉNOPAUSE

Le sport est absolument **nécessaire,** après 50 ans, pour lutter contre les effets nocifs de la **sédentarité,** laquelle conduit plus ou moins rapidement à une mauvaise **régulation cardio-vasculaire** pendant l'effort, à une diminution des **forces,** de l'endurance et de la **souplesse musculaire**, entrave la **minéralisation osseuse** et favorise l'excès de **poids.** Toutes les études sur ce sujet confirment que la pratique raisonnable du sport passé 40 ans est un facteur de longévité. Il faut être très prudent dans ce domaine, car si le sport est conseillé à cet âge, il peut aussi présenter quelques risques. Le problème se posera de façon très différente chez la femme ayant pratiqué le sport régulièrement pendant toute sa vie, chez celle qui se remet au sport après une longue interruption ou encore chez celle qui commence le sport après 50 ans pour se maintenir en forme.

***AVERTISSEMENT***

***Un examen clinique complet est indispensable pour définir l'opportunité, les modalités et le choix du sport en question. Il est judicieux de procéder à l'un ou plusieurs des différents tests qui permettent de juger de la résistance et de la tolérance à l'effort du sujet. Le plus utilisé est le test de Ruffier qui permet d'avoir une bonne estimation des capacités physiques de chaque individu.***

***Le médecin conseillera sa patiente sur l'utilité de ces tests et lui précisera s'il est nécessaire de consulter un cardiologue afin d'éviter tous risques de ce côté.***

Le sport pratiqué dans de **mauvaises conditions** peut comporter deux types de risques :

• **Le risque cardio-vasculaire ;** pour l'éviter le mieux est de pratiquer le sport à son propre rythme et surtout de ne pas chercher à dépasser ses limites, car les risques d'infarctus et de fibrillation (tremblement désordonné des fibres du muscle cardiaque au niveau des oreillettes qui, s'il s'étend aux ventricules, peut entraîner la mort) augmentent avec l'âge.
• **Le risque locomoteur :** lui aussi augmente avec l'âge et consiste surtout en déchirures musculaires, courbatures ou tendinites qui, malheureusement, peuvent très vite décourager la bonne volonté. Pour éviter ces inconvénients, il lui faut reconquérir la souplesse musculaire par un entraînement préparatoire. Le fait de développer le système musculaire améliore le bon fonctionnement des articulations.
La quantité et le type d'exercices nécessaires pour améliorer ou maintenir la condition physique chez un adulte en bonne santé sont actuellement bien définis. On considère que la fréquence des séances d'entraînement doit être de **2 ou 3 par semaine**, et présenter une **grande régularité**.
Les sports choisis doivent être de type **dynamique** et mettre en jeu de **grosses masses musculaires** : course à pied, ski de fond, natation, cyclisme et gymnastique douce sont certainement les meilleurs pour la femme de 50 ans. L'idéal est de les pratiquer en alternance tout au long de la semaine.

**CONSEIL**

**Il faut veiller, quand on a une activité physique assez intense, à ce que l'alimentation apporte une quantité suffisante de protéines, indispensables au développement musculaire. Tout le monde sait que le sport « fait brûler du sucre ». Mais pas question d'avaler bonbons et caramels... Ce sont les sucres lents qui sont intéressants car ils maintiennent la glycémie (taux de sucre dans le sang) à un niveau constant, évitant ainsi les « coups de pompe ». Ces sucres lents sont fournis par les céréales et les légumineuses, le pain complet, etc. Comptent non seulement ceux qu'on a absorbés le matin même, mais aussi la veille.**

Une supplémentation est nécessaire pour assurer les meilleures conditions à la pratique du sport : CALCIUM,

MAGNÉSIUM, POTASSIUM (il évite les crampes), MANGANÈSE. Il est intéressant de compléter avec un complexe d'acides aminés : CHOLINE, MÉTHIONINE, INOSITOL, BÉTAÏNE, pour aider l'organisme à éliminer les toxines.

L'homéopathie est précieuse pour soulager ou éviter les petits désagréments de la mise (ou remise) en forme.

## ■ *Les courbatures*

La courbature est une **douleur persistante des muscles** qui ont été particulièrement sollicités au cours d'une activité sportive. Elle est due à la **mauvaise élimination de l'acide lactique** à ce niveau, l'acide lactique étant une substance résiduelle de la contraction musculaire. On prendra dans ce cas :

• La douleur donne la sensation de meurtrissure et de brisure, tout le corps semble endolori, comme couvert de contusions, ARNICA MONTANA 7CH, 3 granules 4 ou 5 fois dans la journée.

• La raideur douloureuse est améliorée par le mouvement, et s'accompagne d'un état d'agitation intense et d'un besoin de chaleur locale,
RHUS TOXICODENDRON 5CH, 3 granules 4 ou 5 fois dans la journée.

• Courbatures, douleurs musculaires viennent au moindre effort, SARCOLACTICUM ACIDUM 4CH, 3 granules 2 à 3 fois par jour.

• Les douleurs à type de brisure sont localisées le long de la colonne vertébrale et dans les membres, et aussi dans les cuisses en étendant les jambes,
RUTA GRAVEOLENS 5CH, 3 granules 2 à 3 fois par jour.

• Les courbatures sont généralisées avec impression de fièvre et un besoin de bouger malgré les douleurs et la faiblesse, PHYTOLACCA DECANDRA 5CH, 3 granules 3 fois par jour.

## ■ *Les crampes*

La crampe est une **contraction involontaire et douloureuse d'un muscle**. Cette douleur est très vive. Les crampes sont liées à une perte soudaine de **minéraux** due à un effort intense.

• Les crampes sont très violentes, intermittentes, apparaissant et disparaissant brusquement et sont aggravées par le froid, CUPRUM METALLICUM 5CH, 3 granules 3 à 4 fois par jour.

• Les crampes musculaires très violentes sont aggravées par le froid, et améliorées par la chaleur, la flexion et la pression se font avec de petits tremblements au niveau du muscle douloureux, MAGNESIA PHOSPHORICA 5CH, 3 granules 3 fois par jour.

• Les crampes très douloureuses surviennent après un effort prolongé et soutenu, les muscles sont douloureux au toucher, SARCOLACTICUM ACIDUM 4CH, 3 granules matin et soir.

En usage externe, on peut appliquer les huiles de VALÉRIANE, CAMOMILLE, LAURIER, MARJOLAINE à l'endroit douloureux soit en alternance, soit en mélange. Masser longuement le muscle, plutôt de l'extrémité vers le corps.

***AVERTISSEMENT***
***Si les crampes surviennent à répétition, presque à chaque effort, consultez sans tarder votre médecin qui déterminera les carences éventuelles en oligo-éléments.***

**CONSEIL**
**Un « truc » qui marche souvent : en cas de crampe des membres inférieurs, généralement au mollet, marcher pieds nus sur un carrelage froid suffit souvent à faire disparaître la crampe.**

## ▪ *La déchirure musculaire*

Comme le nom l'indique, il s'agit d'une lésion qui se produit au niveau des fibres musculaires, entraînant souvent un hématome (épanchement interne de sang) et due à un effort trop violent, dépassant les limites de la personne.
On prendra dans tous les cas, pour éviter l'hématome et diminuer la douleur,
ARNICA MONTANA 9CH, 3 granules toutes les heures avec
HAMAMELIS VIRGINIANA 7CH et CHINA 7CH contre l'hémorragie.

Compléter avec des massages répétés avec des pommades anti-inflammatoires telles que le GEL D'ARNICA.

## ■ *Les tendinites*

Il s'agit d'une inflammation des tendons le plus souvent liée à la répétition de **petits traumatismes**. On prendra :

• L'articulation est enflée, raide et douloureuse avec une sensation de chaleur ou même de brûlure à ce niveau,
GUAIACUM 5CH, 3 granules 3 fois par jour.

• Les tendons sont contractés, avec sensation de raideur et d'ankylose,
CAUSTICUM 7CH, 3 granules 3 fois par jour.

• La tendinite survient à la suite d'un effort violent ou d'un faux mouvement, avec besoin de bouger pour atténuer la douleur,
RHUS TOXICODENDRON 5CH, 3 granules 3 fois par jour.

• La tendinite se situe au pouce,
HEDEOMA 5CH, 3 granules 3 fois par jour.

• À l'épaule, en cas d'atteinte du tendon du long biceps,
PHYTOLACCA 5CH
et FERRUM METALLICUM 5CH, 3 granules de chaque 3 fois par jour en cas d'irradiation vers le coude et d'aggravation des douleurs la nuit.

## ■ *Les traumatismes*

Un traumatisme est un état résultant d'un **choc** quelconque, ici il s'agit bien entendu d'un choc physique subi par telle ou telle partie du corps sollicitée lors de l'exercice du sport.

Dans tous les cas il est conseillé de prendre
ARNICA MONTANA 9CH, le grand remède homéopathique du traumatisme, 3 granules toutes les heures.

• Pour une entorse avec douleur à type de brisure ou de meurtrissure et aggravation par le repos,
RUTA GRAVEOLENS 7CH, 3 granules 3 ou 4 fois par jour en dehors des repas.

• Pour éviter la raideur et les complications, il est classique d'ajouter,
RHUS TOXICODENDRON 7CH, 3 granules 3 fois par jour une demi-heure avant les repas.

## ■ *Quelques exercices pour la forme*

Les exercices ci-après conviennent à la femme **à partir de 40 ou 50 ans**. Chacun d'entre eux doit être répété un certain nombre de fois dans la pratique quotidienne. Au début, ne forcez pas pour atteindre à tout prix ce nombre. Faites ce que vous pouvez sans effort exagéré, vous parviendrez progressivement au résultat.

**■ Debout, dos au mur, la nuque bien plaquée contre le mur :**

**Exercice 1 :** élevez latéralement un bras jusqu'à l'horizontale, gardez la position quelques secondes, puis abaissez lentement le bras. Recommencez avec l'autre bras. A faire 10 fois de chaque côté.
**Exercice 2 :** élevez devant vous un bras puis l'autre, alternativement. À faire 20 fois.
**Exercice 3 :** mains sur les hanches, inclinez le buste sur le côté, à droite puis à gauche, lentement et sans forcer.
A faire 20 fois

**■ Debout, devant une table où vous placerez un objet pesant 2 kg :**

**Exercice :** saisissez l'objet des deux mains, élevez-le lentement devant vous jusqu'à hauteur des yeux, puis reposez-le. A faire 10 à 20 fois.

**■ À genoux, les 2 bras à la verticale, les 2 mains posées à plat sur le tapis :**

**Exercice :** en poussant sur les mains vers l'arrière, vous posez les fesses sur les talons en poussant sur les mains à la manière d'un ressort. A faire 20 fois.

**■ Couchée sur un tapis le dos plaqué sur le sol :**
**Exercice :** vous prenez des deux mains le genoux gauche

que vous ramenez lentement sur la poitrine en faisant des mouvements de ressort, même chose avec le genoux droit. A faire 20 fois de chaque côté.
Vous prenez ensuite les deux genoux à la fois et vous faites le même exercice 20 fois.

**CONSEIL**
**Avant de commencer les exercices, quels qu'ils soient, il est vivement conseillé de s'échauffer afin d'éviter les traumatismes musculaires. En effet, à froid, un muscle est tendu, le fait de le chauffer lui permet de travailler sans risque (claquage).**
**Classiquement, on échauffe les membres inférieurs par des petits sauts sur place ou un parcours au pas de course. Pour la partie supérieure du corps, quelques mouvements de bras (lever au-dessus de la tête et baisser les bras tendus, torsions du tronc à droite puis à gauche, bras tendus) suffiront. On peut aussi combiner les deux avec les sauts de pantin :**
**a) on saute en écartant les jambes et en réunissant les paumes, bras tendus, au-dessus de la tête,**
**b) on saute pour réunir les pieds en plaquant les bras le long du corps. À répéter entre dix ou vingt fois selon la fatigue ressentie.**

• Prendre avant tout effort qui doit se prolonger, en association, ARNICA 4CH, pour éviter les traumatismes,
RHUS TOXICODENDRON 4CH, pour la souplesse articulaire,
SARCOLACTICUM ACIDUM 4CH, pour faciliter l'élimination de l'acide lactique, 3 granules de chaque une heure avant de commencer, à renouveler au début de l'effort, puis nouvelle prise une fois l'exercice terminé.

## LES RHUMATISMES, CONNAIS PAS...

Comme l'embonpoint, les rhumatismes **ne sont pas une fatalité** à la ménopause. Le rhumatisme se caractérise par une **douleur** et une **enflure** au niveau des **articulations.** Mis à part les cas pathologiques (allergies par exemple) ils sont le signe d'un certain encrassement toxénique de l'organisme, en particulier par l'acide urique. L'homéopathie intervient pour **soulager les symptômes et améliorer le terrain.** Son action sera renforcée par une gymnastique douce (voir rubrique « Le sport à 50 ans » p. 135). Mais l'idéal est encore la **prévention,** principalement par deux précautions essentielles :

• **Une bonne hygiène alimentaire.** Un régime très carné (comportant beaucoup de viande et dérivés) et pauvre en fibres favorise considérablement la venue des phénomènes rhumatismaux. Il est notoire que les végétariens sont très rarement atteints de cette affection que l'on peut classer dans les symptômes dégénératifs.

• **La pratique constante d'une activité physique** tout au long des années précédant la ménopause.

**CONSEIL**

**Les cures régulières d'aubier de tilleul sauvage (à ne pas confondre avec le tilleul fleurs, l'aubier étant la partie située entre le bois du tronc et l'écorce) entretiennent une bonne élimination de l'acide urique. Si possible, il vaut mieux faire soi-même sa décoction à partir des morceaux d'aubier.**

Les remèdes homéopathiques les plus utilisés sont :

• S'il y a raideur articulaire avec des articulations douloureuses et souvent ankylosées, présentant une aggravation par temps froid et humide et par le repos, et une amélioration par le mouvement lent et par un temps sec et chaud,
RHUS TOXICODENDRON 5CH, 3 granules matin et soir.

• Les douleurs articulaires sont comparables à des courbatures, avec le besoin de bouger, et sont aggravées par la position couchée sur le côté douloureux,
RUTA GRAVEOLENS 5CH, 3 granules 2 fois par jour.

• Les douleurs sont aggravées pendant les orages ou lorsque le vent est violent, améliorées après la tempête,
RHODODENDRON 5CH, 3 granules avant les 2 repas.

• Les douleurs sont vives, fulgurantes, changent de place brutalement et sont aggravées par le moindre mouvement,
KALMIA LATIFOLIA 5CH, 3 granules 2 fois par jour.

• Les douleurs articulaires sont aggravées par l'humidité sous toutes ses formes,
DULCAMARA 9CH, 3 granules matin et soir.

• Les articulations sont un peu chaudes et enflées avec des douleurs aggravées par le moindre mouvement, mais améliorées par le repos absolu et par une forte pression (bandage très serré par exemple),
BRYONIA ALBA 7CH, 3 granules matin et soir.

• Ce sont les petites articulations comme les mains ou les pieds qui sont touchées, avec des phénomènes de raideur, une aggravation par le froid et une amélioration par la chaleur,
CAULOPHYLLUM 4CH, 3 granules 2 fois par jour.

• Les petites articulations sont atteintes, avec une tendance aux déformations et une enflure au moindre effort,
ACTEA SPICATA 5CH, 3 granules matin et soir.

• Au niveau des petites articulations apparaissent des nodosités accompagnées de douleurs à type de meurtrissures et d'une enflure localisée à cette articulation,
LITHIUM CARBONICUM 4CH, 3 granules 2 fois par jour.

Procéder à un drainage permettra de diminuer la fréquence des récidives. Ce drainage « articulaire » se fait généralement à l'automne et au printemps. Voici les produits homéopathiques :
• RIBES NIGRUM 1DH, 50 g. dans un verre d'eau à midi, 1 flacon,
• ou CARTILAGO 5CH, 3 granules matin et soir, 2 tubes,
• ou URARTHONE, une cuillérée à soupe dans une tisane pendant 3 semaines,
• ou HOMÉODOSE 4, 15 g. 2 fois par jour, 1 flacon.

**CONSEIL**

**Préparer soi-même un cataplasme d'argile dans un récipient non métallique : la recouvrir d'eau minérale, exposer si possible au soleil une heure, étaler la pâte sur une gaze sur une épaisseur de 1 cm environ, refermer la gaze et appliquer sur la partie douloureuse. Le mieux est de garder le cataplasme toute la nuit (le retirer en cas de sensation de brûlure).**
**À répéter deux ou trois fois par semaine.**

Phytothérapie = HARPAGOPHYTUM, un anti-inflammatoire souvent efficace dans les poussées aiguës.

Une cure d'HYDROXYDASE est un bon adjuvant au traitement.

## UNE BELLE PEAU

La ménopause marque souvent une nouvelle transformation de la peau. **Sécheresse, formation de rides ou ridules** sont des désagréments qui peuvent avoir déjà légèrement marqué le visage. Cette profonde transformation hormonale risque de les aggraver. A cette époque de la vie, la peau perd encore de son **épaisseur,** il est donc possible qu'elle laisse alors apparaître les fins capillaires qui l'irrigent : c'est la couperose. Enfin, apparaissent de nouveaux symptômes tels que petites verrues et excroissances, taches brunes (surtout sur les mains) ou encore « taches rubis » sur le thorax et les membres. Ces manifestations désagréables sont dues à une diminution des secrétions hormonales et à une baisse des défenses de l'organisme.

**CONSEIL**
**À partir de la cinquantaine, éviter les expositions prolongées au soleil. Elles favorisent les taches brunes et contribuent à dessécher encore plus profondément la peau.**

### ■ *La couperose*

Cette affection cutanée est particulièrement **importante et précise** à la ménopause. Elle se caractérise par de petites plaques violacées localisées sur les pommettes et sur les ailes du nez dues à la congestion et à la dilatation des petits capillaires.

• Le prurit (démangeaison) va avec une sensation de brûlure, une tendance aux cicatrices et l'apparition de petits vaisseaux, RADIUM BROMATUM 4CH, 3 granules 2 fois par jour.

• Les petites varicosités superficielles s'accompagnent de petites papules de couleur bleutées,

CARBO ANIMALIS 5CH, 3 granules par jour, plusieurs semaines.

• Les petites varicosités sont parfaitement symétriques et de couleur violacée,
ARNICA 5CH, 3 granules 2 fois par jour.

• Les lésions s'aggravent après les repas copieux avec une nette rougeur du visage,
NUX VOMICA 5CH, 3 granules avant les 2 repas.

• Les pommettes sont rouges avec sensation de chaleur locale,
SANGUINARIA CANADENSIS 5CH, 3 granules matin et soir.

• Les lésions sont de couleur bleutée ou pourpre, avec une sensibilité au coucher,
LACHESIS 5CH, 3 granules matin et soir.

• La peau a subi une visible transformation avec de petits kystes et quelques cicatrices,
KALIUM BROMATUM 5CH, 3 granules 2 fois par jour.

**CONSEIL**

**L'exposition au soleil mais aussi les changements brusques de température et le vent froid favorisent la formation de la couperose. Sur le plan alimentaire, éviter la consommation de poivre et de piments. L'utilisation abusive de crèmes à base de corticoïdes est déconseillée.**

Localement, utiliser :
• une crème à base d'HAMAMELIS qui tonifie le système veineux,
• le GEL D'ARNICA, pour diminuer l'afflux de sang,
• des masques à base d'argile, pour tonifier,
et, en pharmacie, pommade BORIBEL 3 et lotion ACTISÈVE.

**CONSEIL**

**Faire un masque d'argile sur une épaisseur d'environ 1 mm et attendre le dessèchement complet avant de rincer à l'eau tiède. La sensation de tiraillement est normale. Passer ensuite une crème traitante pour la couperose.**

Préparer une décoction, en parties égales, de PLANTAIN, PRÊLE, HYSOPE, MARRONNIER D'INDE (écorce), et appliquer en lotion.

## ■ *La sécheresse de la peau*

La diminution de l'activité hormonale entraîne une **diminution des secrétions sébacées** de la peau et une perte d'**eau** (déshydratation). La peau devient donc **sèche,** a une tendance accrue aux gerçures, et devient parfois rèche, voire écailleuse. Elle donne souvent la sensation de « tirer ». Les zones les plus touchées, à traiter en priorité, sont le contour des yeux (où la peau est extrêmement fine) et le pourtour de la bouche.

***AVERTISSEMENT***

***Faisons le point sur une confusion souvent faite entre sécheresse lipidique et sécheresse hydrique. Elle est importante car trop de femmes croient agir efficacement, par exemple, en appliquant une crème riche en corps gras (et elles asphyxient ainsi la peau et accentuent sa perte en eau). Inversement, d'autres emploient très régulièrement des produits hydratants, mais oublient de « nourrir » la peau qui perd tout de même son élasticité par déshydratation. Un bon traitement doit donc agir sur les deux niveaux.***

**CONSEIL**

**Préférez les produits traitants naturels, surtout à base d'huiles essentielles, qui sont capables de franchir la barrière cutanée qui arrête la pluspart des autres substances. Vérifiez la teneur en produits actifs qui doit être de plusieurs unités pour 100g. Ne vous fiez pas trop à la publicité (60% du prix du produit !). Préférez les produits sérieux et naturels employées par certaines esthéticiennes, par exemple les produits Yon Ka (en pharmacie et dans certains salons d'esthétique naturelle).**

Prendre le remède qui convient à raison de 3 granules 3 fois par jour, une demi-heure avant les repas :

• La peau est très sèche avec apparition de petites rides et tendance aux crevasses, sur un fond de constipation chronique,
ALUMINA 7CH.

• La peau est grise, très sèche, avec des taches brunâtres,
PLUMBUM METALLICUM 5CH.

• La peau est sèche, ridée et même fripée, de couleur jaunâtre, chez une malade hépatique et constipée,
LYCOPODIUM 7CH.

• La peau est très fine, ressemblant à du parchemin, rugueuse, écailleuse, avec des démangeaisons calmées par des applications chaudes,
ARSENICUM ALBUM 7CH.

• La peau présente un aspect sale, très écailleux, rugueux, avec une nette tendance aux crevasses et aux fissures,
PETROLEUM 5CH.

• La peau fine, est pâle, ridée, terne, avec une tendance à la suppuration et transpirant facilement avec une odeur forte, chez une femme plutôt maigre et très frileuse,
SILICEA 7CH.

Dès les premiers symptômes de préménopause, si vous constatez des transformations de votre peau,
PROGESTERONUM 4CH, 3 granules matin et soir pendant plusieurs semaines,
mais il est nécessaire avant tout de consulter son médecin ou son gynécologue. Ce sont eux qui jugeront du degré et de l'évolution de la ménopause et qui vous informeront de la conduite à tenir.

**CONSEIL**

**Une peau déshydratée vieillit beaucoup plus vite. Il est donc important de boire au moins un litre d'eau par jour, car sa teneur en eau vient aussi « de l'intérieur ».**

***AVERTISSEMENT***
***Les trois plus grands ennemis de votre peau sont : le soleil, le tabac, l'alcool. Il faut éviter les expositions solaires dans la période de la journée comprise entre 12 et 16 heures et se couvrir quand le rayonnement est particulièrement intense. Dans tous les cas, utilisez des crèmes à indice protecteur élevé. Attention aux expositions aux ultraviolets artificiels : il ne faut jamais dépasser 2 cures de 5 séances de 20 minutes d'UVA par an.***

En fait, la protection de la peau doit se faire **dès le jeune âge** et non pas uniquement à la ménopause. Les **cancers de la peau** sont de plus en plus fréquents. Toute **tache cutanée suspecte** doit vous inciter à consulter votre médecin qui vous donnera les explications nécessaires et la conduite à tenir.

Les jus de légumes crus (carottes, choux) utilisés en lotion et en compresses sont à alterner avec du jus de concombre. Vous pouvez aussi humecter l'argile destinée à votre masque avec non pas de l'eau mais du jus de carotte ou de tomate.

Certaines vitamines contribuent à l'équilibre et à la bonne santé de la peau et du terrain : vitamines E, A, C, B et P, que vous pouvez prendre en compléments alimentaires naturels. Consommez aussi beaucoup de fruits rouges, de céréales complètes et de jus de carottes frais.
Le MAGNÉSIUM joue un rôle important, ainsi que le SÉLÉNIUM. Faites-en des cures régulières, à raison de 15 jours par mois, sous forme d'oligo-éléments.

L'hormonothérapie peut être efficace pour améliorer l'état de la peau. Bien évidemment, c'est au médecin d'établir son utilité et sa posologie.

## ■ *La chute des cheveux*

La véritable chute des cheveux, indépendante des influences saisonnières (printemps, automne) doit être considérée comme telle à partir du moment où, chaque jour, vous retirez du peigne une **poignée de cheveux**. La chute de cheveux à la ménopause est due à une **hyperandrogénie dite relative**, c'est-à-dire un taux d'androgènes (hormones mâles) qui reste élevé tandis que le taux de progestérone et d'œstrogènes (hormones femelles) s'effondre. Cette « déféminisation » est la principale cause de l'alopécie (chute des cheveux). Elle s'accompagne souvent d'une baisse des défenses de l'organisme qui joue aussi un rôle, ongles et cheveux étant le miroir de la santé.

Dans tous les cas, on prendra, à raison de 3 granules le matin, SÉLÉNIUM 7CH, et THALLIUM ACETICUM 5CH, 3 granules le soir.

• La chute de cheveux s'accompagne d'une tendance dépressive, de fatigue, les cheveux grisonnent,
PHOSPHORICUM ACIDUM 9CH, 3 granules matin et soir pendant quelques semaines.

• Le cuir chevelu est très gras avec des cheveux fragiles, cassants qui viennent tout seuls sous les doigts,
THUYA 9CH, 3 granules par jour le matin.

***AVERTISSEMENT***

***Contrairement à ce qu'on lit à longueur d'année dans les magazines, le brossage n'est pas la panacée pour les cheveux. Et ce, pour plusieurs raisons :***
***• Les brosses généralement en matière plastique cassent facilement les cheveux ;***
***• Elles produisent de l'électricité statique ;***
***• Enfin, le brossage répété en lui-même est une agression pour le cuir chevelu d'où, parfois, des mini-blessures et une secrétion accrue de matière sébacée qui « asphyxie » le cheveu déjà fragilisé.***

**CONSEIL**

**Evitez tous les soins capillaires agressifs comme permanentes, défrisage, brushings trop fréquents, décolorations. Utiliser des shampooings doux et de bonne qualité, de préférence à base lavante naturelle (coprah) et au pH légèrement acide. On peut mettre un jus de citron frais dans la dernière eau de rinçage.**

Phytothérapie : faire un tonique du cuir chevelu avec une macération dans de l'alcool à 70° d'écorce de QUINQUINA ROUGE, à employer en friction légère 3 fois par semaine.

BIOMAG est à recommander à raison d'un comprimé matin et soir sur une période de deux mois.
Chez des personnes présentant des troubles digestifs à type de ballonnements, il est utile d'ajouter des levures telles que : ACTILEVURE au bifidus, à raison de 4 comprimés par jour pendant des périodes de 15 jours tous les 2 mois.
Les extraits placentaires, parfois intéressants, peuvent être utilisés en mésothérapie.
Deux oligo-éléments sont à conseiller : SOUFRE et ZINC :
SOUFRE OLIGOSTIM ou OLIGOSOL :1 comprimé ou une ampoule par jour les jours pairs et
ZINC OLIGOSTIM ou OLIGOSOL :1 comprimé ou 1 ampoule par jour les jours impairs.

**En conclusion**

La ménopause doit être vécue comme une **simple étape de la vie**, sans drame ni angoisse. Elle présente des côtés positifs que vous ne devez pas perdre de vue : vous êtes débarrassée de ces règles embarrassantes, vos enfants sont grands et vous pouvez maintenant penser à vous, vous disposez sans doute aussi de plus de temps pour partager vos loisirs avec conjoint ou amis.
**Grâce à l'homéopathie et à une bonne hygiène de vie, vous oublierez vite les petits inconvénients pour profiter pleinement des avantages.**

# CHAPITRE IV

# PORTRAITS DE FEMMES

Un des principes fondamentaux de l'homéopathie est la **concordance** établie par le médecin homéopathe entre la **personnalité** de sa patiente (vue à travers les symptômes éprouvés) et le **traitement**. La notion de « types » d'individus est si précise et si forte que nombre d'auteurs se sont plus à dresser les « portraits » correspondant à tel ou tel remède et devenus pour tous des références.
Nous vous présentons ici quelques **portraits de femmes reliés à quelques grands médicaments homéopathiques**, parmi les plus fréquemment rencontrés. Ces types offrent un certain nombre de **constantes**, depuis longtemps répertoriées, sur le plan des symptômes et des sensibilités, voire des fragilités. Gardez bien à l'esprit que les traits présentés dans chaque portrait sont forcément exagérés pour établir un type bien net. Ce sont les petits maux qui servent surtout de points de repère : les gens heureux n'ont pas d'histoire... Alors, ne vous dites pas : « *Toutes ces femmes sont antipathiques, odieuses, malades, ce n'est sûrement pas moi.* » Essayez plutôt de déterminer les points sur lesquels vous trouvez **une ressemblance avec votre propre vécu** : vous pourrez ainsi déterminer le médicament qui vous caractérise et qui améliorera toujours votre état de santé et votre bien-être. Car il est **réellement fait pour vous**, même si, selon les symptômes que vous éprouvez à un moment donné, le praticien vous prescrit aussi d'autres remèdes.
Il ne s'agit ici aucunement d'évoquer une ou des maladies. Aussi avons-nous voulu que ces portraits soient légers tout au moins dans le style, non dogmatiques et parfois empreints d'humour afin que, avant toute chose, vous preniez plaisir à les lire. Peut-être vous y reconnaîtrez-vous, et peut-être aussi votre sœur, votre meilleure amie ou... votre collègue de bureau dont vous comprendrez mieux alors le caractère impossible et la difficulté que vous éprouvez à la supporter, vous qui êtes...

## PULSATILLA, LA FEMME-ENFANT

• Bébé, elle est **ronde** et appétissante, **très liée à sa mère**, comme si le cordon ombilical n'était pas vraiment coupé.

• À la puberté, PULSATILLA en voit de toutes les couleurs. Un peu **ronde**, **très féminine**, ses règles viennent, repartent, avec divers troubles et des **douleurs de ventre**. Quand, enfin, son cycle s'est établi, quelle histoire chaque mois ! Des crampes, des douleurs, des arrêts parfois, la période des règles est difficile à vivre...
Après les règles, pendant quelques jours, la jeune PULSATILLA est toute à sa **joie de vivre**, aimable, un peu trop **soumise** parfois, quelque peu **étourdie**, ce qui ne facilite pas le passage des examens. D'ailleurs, elle a du mal à supporter l'atmosphère confinée de la classe, elle est souvent rouge et souffre parfois d'une sensation de **martèlement dans la tempe gauche**. Elle a encore d'autres petits maux étant jeune, même une primo-infection (premier contact avec le bacille de la tuberculose, généralement détecté par la cuti-réaction). Mais elle s'en sort toujours...
• Maintenant qu'elle est femme, elle garde une part de sa **passivité** d'autrefois. Elle a, étant jeune fille, un peu rêvé du prince charmant, mais se contente de son mari, même si elle ne peut lui faire toutes ses confidences. **Sa grossesse se passe plutôt mal** : elle souffre de **congestion** excessive, ne supporte plus le beurre. Son vagin est douloureux. Ensuite, elle renonce à allaiter car la tétée lui donne des **élancements terribles dans le ventre**.
La seconde grossesse de PULSATILLA n'est pas meilleure, mais différente. Des **varices** douloureuses sont apparues sur ses jambes. Après son accouchement, très pénible car **l'utérus est resté atone**, elle risque la phlébite.
En résumé, PULSATILLA souffre facilement de **troubles circulatoires et congestifs** et, bien que féminine, sur le plan santé la maternité n'est pas tellement son truc. Elle est d'ailleurs elle-même **presque enfantine** d'aspect et de caractère, ce qui lui donne un charme certain et aux autres une envie de la protéger.
• Pour ses enfants, elle est une **mère effacée**, dont le manque de réaction peut parfois être dangereux : elle répugne tellement à leur imposer une discipline ! **Hyperémotive**, **hésitante**, **souvent souffrante**, elle doit souvent s'appuyer sur l'autorité de son mari pour assurer l'éducation des enfants.
• Quand elle parvient à la ménopause, PULSATILLA doit surveiller sa **circulation veineuse** et se traiter pour des **bouffées de chaleur** importantes, accompagnées de frissons et de sensation de gorge enrouée. Elle doit aussi suivre un régime pour ne pas prendre du **poids**. Mais elle a gardé une jo-

lie poitrine un peu forte qui attire les regards masculins, de quoi titiller la jalousie de son mari (heureusement, il n'est pas LACHESIS) juste assez pour qu'il ne l'oublie pas dans le tourbillon de ses affaires. Et puis, **féminine**, **douce**, **coquette**, malgré ses rondeurs elle est encore très attirante et fait bonne figure dans les repas d'affaires.
A cette époque, elle pense à préparer sa vieillesse et pour cela fait des cures thermales régulières pour éviter **l'asthme** et les problèmes de **vessie** qui pourraient la menacer. Plus tard, bien plus tard, elle sera une charmante vieille dame, fraîche et douce, adorée de ses petits-enfants...

## IGNATIA, L'HYPERSENSIBLE

• IGNATIA est une petite fille **espiègle, boute-en-train**. Elle est surtout d'**humeur instable**, passant des rires aux larmes.
• Mais à l'adolescence, patatras. Instable, **hypersensible**, elle pleure pour un rien et tombe amoureuse de véritables cas sociaux. Ses activités donnent l'impression d'un certain **désordre** et elle est devenue **irritable**, se mettant à **tousser** à la moindre contrariété.
• Devenue femme, IGNATIA est encore d'une **sensibilité à fleur de peau**. Si elle est avec des amis, dans une ambiance détendue et conviviale, elle avale daube aux carotte et mousse au chocolat sans souffrir du moindre malaise. Mais gare aux fumeurs ! Elle **ne supporte pas la fumée** et ne peut s'empêcher de le dire. Si par malheur elle se trouve à partager le repas de gens agressifs ou antipathiques, la voilà qui **a peine à digérer** la feuille de salade et le yaourt qu'elle a consenti à manger. Une véritable sensitive ! Le psychologue dirait qu'elle présente une tendance **sympathico-tonique**. Entendez par là que son système sympathique est prédominant (par rapport au parasympathique). Vous avez déjà compris, IGNATIA est d'humeur changeante, voire capricieuse.
IGNATIA pousse souvent de **profonds soupirs**, comme si elle avait du mal à respirer. Elle souffre de **douleurs imprécises** qui semblent changer — elles aussi — de localisation. Ses petits malaises sont changeants comme son humeur !
IGNATIA souffre facilement de **prurit** (démangeaisons), mais pas toujours au même endroit ! Ces démangeaisons varient aussi, mais leur principale caractéristique est d'être améliorées au grattage (moins violentes à l'endroit qui vient d'être gratté). Si le prurit se fixe dans la zone gynécologique (prurit vulvaire, sur les

lèvres) il provoque généralement des petits **ulcérations** ou même des fissures.
Les **insomnies** n'épargent pas non plus IGNATIA. Elle va se coucher en bâillant, mais reste éveillée. Elle se lève alors pour aller manger quelque chose à la cuisine. Cercle vicieux qui ne la rend pas en meilleure forme le lendemain matin !
• Pendant sa grossesse, IGNATIA souffre de **vomissements nerveux**, curieusement **améliorés par la prise d'aliments**. Son médecin homéopathe lui a expliqué qu'il s'agit de « dyspepsie paradoxale ». Quant à son dégoût des odeurs de tabac, il s'est renforcé et concerne aussi tout ce qui sent fort : alcool, café, etc. La moindre contrariété, durant cette période, l'empêche de dormir et elle **s'agite chaque nuit dans son lit** à la recherche de la bonne place.
Après l'accouchement, la phase dépressive est particulièrement marquée. Alors que tout va bien, elle a tendance à être **taciturne et angoissée**. Elle se réveille la nuit, la gorge serrée, guettant la respiration du bébé dans son berceau. Plus tard, elle **hésite** entre différentes méthodes d'éducation, grondant un jour pour pour une bêtise qui la fera sourire le lendemain. Avec son mari, elle a bien **du mal à accepter de reprendre des rapports sexuels normaux**.
• À la ménopause, IGNATIA doit surveiller sa **circulation veineuse**. Elle est sujette, en particulier, aux **hémorroïdes**, qui s'aggravent quand elle traverse des zones de turbulence psychique. Ses **céphalées** risquent de s'intensifier. Le rythme cardiaque va en se ralentissant, ce qui n'empêche pas qu'elle ait, de temps en temps, des **palpitations** ou des extra-systoles (rythme décalé entre oreillettes et ventricules). Souvent très pâle, IGNATIA a de plus en plus de mal à contrôler ses sautes d'humeur et sa tristesse.
À tous les moments de sa vie de femme, IGNATIA qui s'est reconnue comme telle a intérêt à recourir à « son » remède homéopathique le plus souvent possible pour s'équilibrer.

## PLATINA, LA FEMME FEMME

• PLATINA enfant a **conscience d'être une femme** et de disposer de superbes **moyens de plaisir**. Elle aime se déguiser et chipe les produits de maquillage de maman pour « **se faire belle** ». Les enfants de son âge sont, pour elle, des « petits » sans intérêt. Mais cette enfant **cabotine et séductrice** a aussi **besoin d'être rassurée** quant à l'amour qu'on lui porte.

• La puberté lui vient relativement **tôt**, alors que déjà elle lorgne dans la cour des garçons dont certains, attirés comme papillons par la lumière, l'attendent à la sortie de l'école. En fait, elle **croque dans la vie comme dans un fruit**. Consciente de ses charmes, qu'elle sait mettre en valeur, sa vie est en permanence **teintée de sexualité**.
• Aujourd'hui, PLATINA est une femme épanouie, qui ne craint pas les décolletés vertigineux et le string sur la plage. Pour elle, c'est tout naturel. **Excellant dans son travail**, active et sûre d'elle, elle ne se pose pas trop de questions sur son style de vêtements. Ce qui compte, c'est de **plaire**. Elle pourrait faire l'amour avec son patron et garder la même optique dans son travail, tant le sexe lui est naturel. Par contre, il faut qu'elle se méfie de sa tendance à **l'arrogance**, qui lui vient de son orgueil. Exagérée en tout, elle peut même se lancer dans une série de **mortifications** si tout à coup elle se croit possédée par le diable !
Comme quand elle était jeune fille, PLATINA a des **règles abondantes**, commençant par du sang noir. Son médecin homéopathe lui a dit qu'elle présentait une **latéralité à droite**. En effet, au moment des règles, elle a mal davantage à droite, surtout quand on la touche. Ce qui l'agace, ce sont ces **caillots** qui accompagnent le début des règles. N'allez pas croire que cette période lui ôte ses idées de séduction : pas du tout, parfois même elle a comme des **bouffées d'envie sexuelle** et son médecin a prononcé le mot de nymphomanie temporaire. Que voulez-vous, elle aime ça, PLATINA !
Pourtant, parfois, tandis qu'elle fait l'amour avec son mari, elle ressent comme une **défaillance**, et tout à coup ses **organes génitaux lui font mal**. C'est d'ailleurs pour cela qu'elle a consulté la première fois. Mais ce n'est pas grave, ce sont des névralgies auxquelles elle est sujette. En fait, sa supersexualité la rattrape un peu. Quand PLATINA a la migraine, celle-ci s'accompagne souvent d'une **crispation des mâchoires**.
• Et voilà PLATINA enceinte. Elle n'a rien perdu de sa séduction et habille son ventre de jolis vêtements parfois un peu trop collants. Dans l'ensemble, tout se déroule au mieux, elle est certainement une des femmes **qui vivent le mieux la grossesse**. Son seul petit ennui : elle **dort mal** et **peu** et se réveille après minuit avec un sentiment d'angoisse. Par contre, pendant ces quelques mois, la présence du fœtus lui permet de **camoufler sa peur inconsciente et profonde de l'acte sexuel** camouflée par ses pulsions sexuelles.

• À la ménopause, PLATINA ne perd rien de son penchant pour la chose. Elle peut se permettre de prendre un compagnon plus jeune qu'elle, elle saura suivre le rythme de ses désirs. Par contre, elle risque de voir **s'aggraver sa douleur à l'ovaire droit**, et l'apparition d'un **prurit vulvaire** n'améliore pas cette **vie sexuelle** si importante pour elle.
Plutôt que de se livrer à la **masturbation** excessive ou de tomber dans des **perversions** destructrices, PLATINA ferait bien d'améliorer son terrain avec l'homéopathie et, pourquoi pas, de s'initier au tantrisme (méthode philosophique et spirituelle orientale qui permet de sublimer les rapports sexuels) qui l'aidera à canaliser son énergie sexuelle.

## LACHESIS, L'EXCLUSIVE

• Petite fille, LACHESIS **adore ses parents, déborde d'affectivité**, **aime les gens** d'un amour tyrannique et exigeant. Si on la câline, elle sait alors rendre baiser pour baiser. Mais tout se gâte quand **naît son petit frère**. Elle devient **fantasque, hypocrite**, incapable désormais d'aimer sans compter les points qu'on lui rend. Un peu **aigrie**, parce qu'en fait elle **souffre**, elle déforme parfois les paroles qu'elle entend au point de créer des disputes. Jalouse, elle est devenue aussi rusée, bien que son esprit soit parfois **embrouillé.**
• Jeune fille, elle se sent très **fatiguée** avant l'arrivée des règles, lesquelles présentent cependant une **abondance normale.**
• Devenue femme, elle garde son mauvais penchant à la **jalousie.** Au travail, elle est **active mais un peu brouillonne**. Elle sait persuader, **séduire** la clientèle à laquelle elle a affaire professionnellement, lier **conversation.** Et elle se réjouit de la toute nouvelle climatisation du bureau qui va lui éviter la **chaleur** de l'été qu'elle redoute et le vent coulis de la porte en hiver, qui glace ses **jambes déjà froides**.
Avec ses amis, elle se montre **amusante**, **à l'aise**, elle est le boute en train de leurs soirées. Mais sa peur panique de prendre son mari en défaut la rend **agressive et pointue**.
• Pendant sa grossesse, ses **élancements à l'ovaire gauche** continuent. Elle souffre **d'hémorroïdes** bleuâtres, très douloureuses, qui lui procurent des sensations de **battement** et elle est **soulagée quand elles saignent**. Elle ressent aussi des crampes qui s'accompagnent d'un froid glacial au niveau des mains et des pieds. Son mari se plaint de ses soubresauts au lit, avant de dormir, comme si elle avait peur

du sommeil. D'ailleurs, elle fait souvent des **rêves de mort**. Après l'accouchement, elle doit arrêter assez tôt l'allaitement de son bébé, car la **lymphangite** (inflammation des ganglions) qui s'est déclarée lui cause des douleurs assez fortes avec des **bouffées de chaleur et des sueurs** fort désagréables. Elle adore ses enfants et passe auprès de ses amis pour une **excellente mère**, **dévouée**, ne pensant qu'à leur faire plaisir. Mais attention, ils peuvent se faire facilement **taxer d'ingrats** s'ils ne montrent pas assez de reconnaissance pour tout ce qu'elle fait. La maternité ne l'a pas rassurée quant à la fidélité de son mari. Toujours jolie, elle se montre sous son meilleur jour, captive son entourage, savoure les regards qui convergent sur elle. Tout va pour le mieux, à condition qu'une autre femme ne lui vole pas la vedette. Malgré son air fragile et ses **malaises survenant à pic quand on la contrarie**, LACHESIS ne se porte pas si mal. Son seul problème sérieux est une tendance aux **vaginites**, infections inflammatoires du vagin dues souvent à des parasites. La **leucorrhée** (pertes blanches) qui en découle la gêne et lui atteint le moral.

• À la ménopause, LACHESIS supporte mal de voir sa beauté se flétrir. Sa **médisance** et son **bavardage incessant** lassent ses proches. Elle lutte contre **l'embonpoint** et sa tendance à l'enflure. Et puis, cette **douleur à l'ovaire gauche**, qu'elle ressent déjà maintenant, ira en s'accentuant. Quant à ses jambes, jusque là simplement un peu froides, voilà qu'elles se mettent à gonfler et à présenter des **varices** à tendance ulcéreuse. D'ailleurs, des hémorroïdes la font également souffrir, mais leur saignement apporte souvent un soulagement à la sensation d'**étouffement** qu'elle éprouve parfois à la suite de contrariétés. Des **nausées**, **une sensation de vide à l'estomac**, **des bouffées de chaleur** à odeur aliacée (d'ail) la torturent surtout parce qu'elle ne peut plus cacher qu'elle arrive à la ménopause. Et, en prime, des **extra-systoles** (troubles du rythme cardiaque d'origine nerveuse) lui font craindre une maladie cardiaque.

LACHESIS aime ses amis, ses proches, mais elle aime parfois mal. Pourtant, avec un traitement homéopathique bien adapté elle peut changer de comportement et devenir généreuse et douce, utilisant alors ses capacités pour le bien d'autrui.

## SÉPIA, LA DÉPRESSIVE

• Bébé, SEPIA est **intolérante au lait**. Elle a souvent aussi du mal à devenir propre quand l'âge en est venu. Puis elle se transforme en une petite fille au **caractère difficile**, bien plus encore que sa sœur PULSATILLA. En quelque sorte, elle **manque d'affect**. Elle est **sérieuse**, **soucieuse**, **grave** pour son âge. Elle a du mal à ressentir joie ou plaisir. Par contre, elle est **travailleuse**, **appliquée** et réussit bien dans ses études. Danse et sports la détendent et la font sortir de ses périodes d'indolence. Elle **s'évanouit facilement** quand elle reste longtemps debout, avec une sensation de **boule au rectum**.

• Cela continue de plus belle à la puberté. Pendant ces quelques jours, elle se sent **fatiguée**, même après. Dans ces moments, SÉPIA est **apathique**, **indifférente et triste**. Parfois même, ces accès confinent à la **dépression**.

• Devenue femme, SÉPIA est toujours la même. Facilement **triste et solitaire**, elle ne trouve de dérivatif que dans **l'action**, ce qui est tout à fait bénéfique à sa vie professionnelle qu'elle réussit en général bien, alors que les sorties et les loisirs ne parviennent pas à la distraire. **Sexuellement**, **elle a peu d'appétit**, avec même une tendance à la frigidité, elle ne trouve donc jamais l'épanouissement dans ce domaine. Le fonctionnement de ses organes génitaux s'accompagne d'un certain nombre de **troubles**, métrite (inflammation de l'utérus) notamment.

• Ses grossesses sont difficiles, avec des **nausées et des vomissements violents** et un retour de couches perturbé. D'ailleurs, son médecin lui a recommandé de **ne pas allaiter** trop longtemps. Heureusement, son mari est compréhensif, car elle supporterait mal, après ses accouchements, un retour trop hâtif à la vie sexuelle. Avec ses enfants, elle est souvent **impatiente**, criant et proférant des injures auxquelles a droit aussi son mari. Son humeur varie, mais toujours dans le mauvais registre. Elle se plonge dans le silence hostile des grands ressentiments. Elle se plaint de douleurs diverses, mais cède facilement aux **fringales**. Elle donne l'impression d'une femme **lasse**, s'asseyant volontiers. En fait, SÉPIA est une **hépatique chronique**, aspect qu'il ne lui faudra jamais perdre de vue.

• Parvenue à la ménopause, SÉPIA doit faire attention à une **descente éventuelle des organes génitaux**. Toute la région du bas-ventre et du foie est en permanence congestionnée, ce qui lui donne une impression de lourdeur et de mal-être. Elle souffre sans doute **de migraines et de calculs biliaires**. Elle paraît largement son âge et doit donc veiller à sa beauté et tout particulièrement à ces **taches brunes** qui lui donnent comme un début de masque de grossesse. Ses **bouffées de chaleur** montent jusqu'au crâne, avec des sueurs nocturnes pénibles.

SÉPIA doit aussi bien soutenir ses **seins**, qui ont tendance à tomber, et à soigner ses **cheveux** de plus en plus clairsemés. Il est bien normal que la ménopause l'affecte particulièrement, puisque SÉPIA est, justement, le **remède type de cette période de la vie**. Elle devra aussi être vigilante quant à ses rapports avec son mari : elle risque de **ne plus le supporter physiquement**, ce qui ne manquera pas de la plonger dans un sentiment de culpabilité aggravant pour son état hépatique.

## AMBRA GRISEA, LA MISANTHROPE

• AMBRA GRISEA est une enfant aux **rapports difficiles** avec les autres. À l'âge de la propreté, elle **refuse d'aller sur le pot** s'il y a quelqu'un dans la pièce, même sa mère. En fait, le pédiatre homéopathe qui la suit a dit à sa mère qu'elle **a peur de perdre sa matière**, donc de se perdre elle-même en évacuant une selle. Un peu plus grande, elle a **peur dans la foule** et refuse d'entrer dans un grand magasin. Quand ses parents reçoivent, elle refuse de saluer les étrangers. Elle montre même parfois un symptôme bizarre : les **conversations autour d'elle la font trembler comme**, **d'ailleurs**, **la musique** et la lumière vive. Elle a des crises d'**asthme** vers sept ou huit ans.

• Puis AMBRA GRISEA est une **femme timide**, **mince**, ne faisant pas plus jeune que son âge. Psychiquement, elle est plutôt **sensible**, **fragile**, **émotive**. La musique la fait toujours pleurer comme d'ailleurs **la moindre émotion**. Elle a souvent les **mains glacées**, avec des petites rides sur les doigts dont les ongles sont cassants. Elle **travaille beaucoup**. Que ce soit à la maison ou au travail, elle a même tendance à se surmener. Elle ne part du bureau que quand elle est sûre d'être venue à bout de sa tâche. Elle ne souffre pas à proprement parler de troubles digestifs, simplement, parfois, de brûlures d'estomac : elle est parfois obligée de s'isoler pour se laisser aller à quelques **renvois libérateurs**. Il lui est resté de son enfance une sensation de **faiblesse** après être allée à la selle.

• Quand elle attend un bébé, elle souffre de **constipation** et d'un **prurit génital** qui la gêne beaucoup, sa timidité l'empêchant d'esquisser le moindre geste pour se gratter. Des verrues apparaissent sur ses mains, verrues douloureuses que son homéopathe a réussi à soigner. Il lui a d'ailleurs prescrit en même temps un traitement de terrain pour prévenir toute **tendance à la cancérose** (prédisposition au cancer). Elle a entendu dire au cours de la consultation qu'elle ne réagissait que très peu aux

autres remèdes homéopathiques. Par contre, les petits maux habituels de la femme enceinte sont chez elle plutôt peu marqués, si on excepte l'apparition de quelques **varices**.
Avec ses enfants, elle se montre parfois **nerveuse**, **agitée**, avec une tendance à grossir les petits ennuis de la vie quotidienne. Elle y perd une partie de son autorité.
• Quand AMBRA GRISEA atteint l'âge de la ménopause, il se peut qu'elle éprouve souvent un **prurit génital voluptueux**, survenant surtout en position couchée. Les **tendances à la masturbation** qu'elle a toujours eu (comme d'ailleurs son cousin lui aussi AMBRA GRISEA) peuvent alors s'amplifier. Elle souffre souvent de **céphalées** et parfois de **vertiges**, symptômes nouveaux pour elle. Elle doit veiller alors à ne pas se laisser aller à une vie grise, dans laquelle elle ne chercherait ni à recevoir ni à donner, coupant ainsi plus ou moins la communication avec autrui. Elle pourrait en vieillissant se refermer sur elle-même et devenir carrément **misanthrope**. Ou bien encore se lancer dans des activités procédurières épuisantes pour défendre ses biens. Elle ne doit jamais oublier que AMBRA GRISEA est son remède et qu'il peut l'aider en toutes circonstances.

## ACTAEA RACEMOSA, L'HYPOCONDRIAQUE

• ACTAEA RACEMOSA est une enfant **craintive**, **nerveuse**, **facilement fatiguée**. Dès son plus jeune âge, son imagination délirante lui faisait entrevoir les **pires dangers**. Le médecin homéopathe que ses parents avaient fini par consulter devant les nuits agitées, emplies de **cauchemars**, qu'elle passait, avait fortement conseillé de choisir ses lectures et les films : il fallait éviter les scènes de violence et d'angoisse pour ne pas aggraver ses troubles. Si elle avait pu, elle aurait aimé vivre dans une bulle protectrice.
• Jeune fille, ACTAEA RACEMOSA a été poussée à faire du **sport**. Mais elle souffrait facilement de **crampes** et de **tendinites** et ne s'est jamais réellement accomplie dans ce domaine. Quand les règles sont apparues, elle a commencé à passer de **périodes dépressives** à des périodes d'hyperexcitation.
• Ce qui perdure encore aujourd'hui qu'elle est femme et mère. Heureusement, son mari est un homme calme et patient, solide aussi, car elle a **peur de tout**. Voyager avec elle en voiture est une épreuve : elle redoute l'accident à chaque tournant. Heureusement, ACTAEA RACEMOSA est fonctionnaire, la sécurité de l'emploi lui évite des **angoisses** qu'elle aurait du mal à

gérer. Le travail et l'environnement de ses collègues lui sont bénéfiques : elle s'oublie un peu, elle et ses craintes imaginaires. D'ailleurs, quand elle ne travaille pas, toutes ces sensations qui l'assaillent reviennent en force : elle croit que son **crâne est ouvert**, qu'elle se trouve dans un **nuage épais** ou encore que sur sa **peau** courent mille insectes qui n'existent pas. Elle entend mal, voit mal, et se sent comme **coupée de la réalité**. Ses règles posent des problèmes incessants. Tout d'abord par leur **irrégularité**. Ensuite, elles la font souffrir de façon vive et spasmodique davantage si l'écoulement est abondant, avec production de **caillots**. Par moment, au cours de la menstruation, elle a l'impression qu'on lui perce l'utérus d'un poignard. Elle a remarqué que la douleur est plus vive au niveau de **l'ovaire gauche** et qu'elle a mal en même temps au **sein gauche**. Tu es quand même bizarre, lui dit son mari, quand tu as mal, ton moral va mieux ! Et l'inverse est vrai, quand le corps va bien, elle déprime !

- ACTAEA RACEMOSA vient d'avoir un bébé. L'homéopathe qui la suit lui a prescrit « son » remède, diminuant ainsi considérablement son **anxiété** à la perspective d'accoucher et sa nervosité. L'obstétricien a continué pendant le travail, aidant ainsi la **dilatation du col**. Avec ses enfants, elle est une véritable mère-poule. Ils apprennent à faire de la bicyclette : elle les voit déjà passant sous une voiture. Ils vont à l'école, en vacances à la mer, camper avec des copains, ils vont sûrement se faire écraser, se noyer, se faire assassiner… Pour le moment, la mère et l'enfant se portent bien… sauf des **douleurs cervicales** qui la font souffrir. Dès qu'elle penche la tête en avant, elle a mal comme, également, dans la **région lombaire**. Il faut dire qu'elle s'est déjà aperçue qu'elle avait tendance **aux rhumatismes et aux tendinites**. Après sa grossesse, elle a repris le tennis, mais doucement pour éviter le fameux *tennis elbow* (douleur du coude fréquente chez les joueurs de tennis).
- Quand elle aborde la ménopause, elle a de plus en plus peur de **devenir folle**. **Pâle, les yeux cernés, les lèvres sèches et fendillées**, elle continue à ressentir cette douleur sous le sein gauche et à l'ovaire gauche. Elle souffre de céphalées, d'**hypocondrie** (elle se croit toujours malade), et ses rhumatismes empirent. Il faut à son compagnon beaucoup de patience pour supporter cette situation. Il doit savoir qu'elle ne joue pas la comédie, que sa peur est réelle et qu'une partie de ses maux le sont aussi, le reste étant **la part de l'imagination**. Et il doit la pousser à prendre « son » remède !

## NATRUM SULFURICUM, LA SENSIBLE

• NATRUM SULFURICUM est une enfant **adorable**, que ses parents sont obligés de beaucoup soigner, par l'homéopathie. Il a d'abord fallu lui trouver un lait qui lui convienne, qui ne lui occasionne pas de **diarrhée**. Un peu plus tard, le médecin recommande de l'emmener en vacances à la montagne, pour traiter les **problèmes respiratoires récidivants**, aggravés dès que le temps est humide, qui risquent d'entraver sa croissance. Parfois, sa peau se couvre **d'éruptions** dont on ne sait trop d'où elles viennent, lui donnant une peau en écailles. Et il faut cacher les bonbons et les biscuits, car cette enfant a une fâcheuse tendance à **l'obésité**.

• Devenue jeune fille, sa **tendance à l'obésité et à l'infiltration cellulitique** et œdémateuse lui empoisonne la vie. À l'âge où on lit les magazines féminins pour apprendre à séduire, elle ne sait plus comment lutter contre cette eau qui l'envahit. Elle améliore cependant son état en prenant « son » remède.

• Aujourd'hui, elle est une jeune femme heureuse mais encore un peu… gonflée. Malgré tout, elle fait preuve d'un certain dynamisme dans son travail. Si elle doit conduire, elle se transforme en as du volant, sillonnant les routes à toute vitesse.

• NATRUM SULFURICUM étant enceinte, ce problème d'**œdème** est particulièrement surveillé par son obstétricien tout au long de sa grossesse. Elle doit s'abstenir de sel pendant les deux derniers mois et faire régulièrement des analyses d'urines pour doser le taux d'**albumine**. D'autant plus que le **dépôt rouge** qu'elle a constaté dans ses urines, comme du sable, l'a inquiétée. En fait, cela lui arrive de temps à autre en dehors de la grossesse. Avec ses enfants, elle est une mère attentive, sensible, **à l'écoute** de leurs problèmes. Par contre, elle a tendance parfois à accorder trop d'importance à leurs paroles un peu vives car elle est **sensible**, **blessée pour un rien**.
Au printemps, sa **peau** lui cause quelques soucis : boutons, dartres apparaissent avec les beaux jours. Heureusement, ils disparaissent généralement au moment des vacances. Elle dit souvent en plaisantant qu'elle sera une petite vieille pliée en deux car elle souffre déjà de douleurs diverses au niveau des articulations. Quand elle se baisse, on entend **ses os « craquer »**.
Ce qui ennuie un peu NATRUM SULFURICUM, c'est cette **douleur de la hanche gauche** plus forte que les autres, surtout quand elle se baisse. Elle a renoncé à courir les soldes, car ses **pieds** deviennent **énormes** et douloureux.

Quand elle attend ses règles, elle gonfle encore un peu plus. Elle **souffre du bas-ventre** et a du mal à trouver la bonne **position dans le lit**. Elle a des **règles peu abondantes**, avec quelques **maux de tête**.

• À la ménopause, NATRUM SULFURICUM voit ses **problèmes de peau** s'aggraver puisqu'elle a tendance alors à des poussées **sycosiques** (formation de pustules à la base des poils). L'humidité lui est insupportable, et aggrave ses problèmes respiratoires. Ses tissus sont toujours infiltrés d'œdème, ce qui peut entraîner des problèmes circulatoires. Elle se trouve bien de dormir les jambes surélevées. La **préménopause est très marquée** chez elle, avec une raréfaction progressive des règles. Son médecin homéopathe lui conseillera de prendre très régulièrement « son » remède, surtout si elle a eu un choc sur la tête quand elle était jeune fille.

## SULFUR, L'AMBIVALENTE

• SULFUR est une enfant **grassouillette et gaie**, riant et babillant dans son berceau. Pourtant, elle a souvent des **démangeaisons et des éruptions**, surtout par temps chaud. Et **la laver est une épreuve** pour sa maman : elle hurle, trépigne pour ne pas aller dans le bain. Elle a une excuse, car le **lavage aggrave ses problèmes de peau**. Elle a toujours **trop chaud**, et ses oreilles, ses paupières sont brûlantes. Elle a souvent des diarrhées le matin. Enfin, toutes les poussières ou les pollens qui passent déclenchent chez elle une **allergie**. Sa maman est perplexe : s'intéressant à l'homéopathie, elle connaît l'existence des « types ». Or, sa petite nièce, elle aussi SULFUR, a les mêmes symptômes que sa fille mais est aussi maigrichonne et raisonneuse que sa fille est ronde et gaie. C'est la particularité des SULFUR lui a expliqué son pédiatre homéopathe.

• Jeune fille, elle a **péniblement ses règles** et se sent très **fatiguée**. Pourtant, le médecin lui a dit qu'elle était hyperhormonale ! Il a d'ailleurs ajouté que certaines SULFUR étaient, elles, hypohormonales. Toujours cette **ambivalence** des SULFUR, sans doute. De ronde qu'elle était dans l'enfance, elle est devenue **mince**, avec une **peau fine** et de jolies **lèvres naturellement rouges**.

• Elle s'est mariée, attend un enfant. Sa grossesse est assez **pénible** avec des **nausées**, des phénomènes **congestifs** et des **douleurs dans le ventre**. Elle n'arrive pas à régler le fonctionnement de son intestin qui, malgré une bonne diététique, présente souvent des **diarrhées**. Et, la nuit, elle se réveille avec des brûlures au niveau de la **plante des pieds** qu'elle sort immédiatement des couvertures pour se rendormir. Son médecin surveille attentivement sa **tension artérielle** pour prévenir l'hypertension. Plus tard, son enfant lui reproche souvent son aspect négligé qui lui fait honte devant ses camarades d'école.

• Aujourd'hui encore, elle se sent souvent **congestionnée**, avec des **céphalées** souvent en forme de **migraines**. Mais elle a souvent aussi des problèmes digestifs qui l'ennuient beaucoup. Après les repas, elle a **tendance à s'endormir** mais allez expliquer à votre patron que c'est un problème de SULFUR ! Ce qui est particulièrement agaçant, c'est que ces petits problèmes reviennent régulièrement aux **même périodes**. Elle n'a pas intérêt pourtant à se montrer trop souvent malade car son caractère **brouillon et désordonné** lui fait tort dans son travail. Pourtant, elle a un **esprit vif**, de nombreuses capacités professionnelles. Son corps a tendance à dégager une **forte odeur de transpiration**. Enfin, ses **règles sont abondantes** avec un sang souvent noir et irritant. On l'aura compris, son foie a du mal à assurer le nettoyage des toxines, d'où l'intérêt de SULFUR, dérivé du soufre.

• À la ménopause, elle a tendance à **s'auto-intoxiquer** et à se voûter. Ses **démangeaisons** reprennent de plus belle. Elle risque alors de **se négliger**, de ne plus se laver régulièrement et de passer pour une femme sale. Les orifices du corps sont rouges, mais les écoulements (oreilles, nez…) ne soulagent pas. Elle souffre de **prurit sec** y compris aux lèvres. Il lui faut donc impérativement consulter et s'aider de « son » remède.

## NUX VOMICA, LA DYNAMIQUE

• Quelle enfant, mes amis ! **Hyper-active**, réagissant à tout ce qui vient du monde extérieur, NUX VOMICA est une petite fille **intéressante** par sa vivacité et son éveil. Mais au prix d'un **stress permanent** qu'il faut traiter. Capricieuse dès le réveil, elle est **gourmande et grosse mangeuse**, et souffre de **troubles digestifs** allant jusqu'aux vomissements. Sa **langue chargée** est tout à fait caractéristique.

• Jeune fille, elle a des **règles difficiles**, avec des **nausées** qui surviennent quelques jours avant la date prévue. Elle commence à cette époque à souffrir de **constipation**. Pourtant elle se précipite aux toilettes, dérangeant parfois le cours au lycée, pour demander de nouveau à sortir d'urgence une heure

après : ces **besoins sont sans résultat**. Mais sur le plan gynécologique, elle ne présente pas de troubles particuliers. Sur le plan des études, son intérêt toujours en éveil lui est très utile.
• Mariée, elle attend un enfant. Sa grossesse est marquée par des **lourdeurs d'estomac**, des régurgitations allant jusqu'aux vomissements. Chez elle; les symptômes du début de la grossesse ont pris toute leur ampleur ! Par contre, elle ne souffre pas plus qu'une autre d'hypertension ou d'albuminurie. L'accouchement se déroule **normalement**, facilement et elle ne souffre pas outre mesure. Elle reprend très vite ses activités professionnelles dans lesquelles elle réussit très bien. Elle gère en effet un agenda qui ressemble à celui d'un ministre et est capable de parler dans trois téléphones à la fois. Elle rentre le soir **stressée** mais contente, s'intéresse encore à un débat télévisuel ou soutient activement une conversation entre amis.
Elever ses enfants est pour NUX VOMICA une nouvelle **performance**. Elle **organise** leur journée, programme lessives et ménage à fond, répartit les tâches entre les membres de la famille. Le soir, elle veille sur les devoirs, fait réciter le plus jeune en couchant le bébé. Une mère **superactive**, **organisée, mais parfois un peu stressante... et stressée**. Car la grande caractéristique de NUX VOMICA est le stress, avec son cortège de surmenage, de **mauvais sommeil**, de **digestions pénibles** (d'autant que la vie professionnelle et son besoin de calmer son stress la poussent à faire des repas trop riches et parfois trop arrosés). En voulant faire face à une somme de travail qui finalement la **dépasse**, elle en arrive à une hygiène de vie déplorable. Elle peut alors devenir **irritable**, **coléreuse**, ne supportant pas la moindre difficulté matérielle ou quotidienne. Son entourage souffre de sa **difficulté à communiquer** due à un refus de toute discussion.
Elle souffre d'**envies d'uriner non suivies d'effet** (par suite de spasmes du sphincter). Et toute cette activité peut alors se sous-tendre d'une **tendance dépressive**.
• La ménopause ne devrait pas être pour elle trop difficile, si elle a su sortir à temps du cycle infernal travail-stress, excitants-calmants. De nouveau, elle doit souvent faire face dans cette période de la vie à des **nausées et des vomissements** souvent même dès la préménopause. Elle souffre de **lourdeurs postprandiales** (après les repas) qui la poussent à dormir. Elle doit faire un effort pour ne pas se laisser envahir par cette lourdeur et garder une **activité** suffisante, essentielle à cette période de la vie. Surtout pour elle, qui a été **si active** et pour qui ce serait

dramatique de finir sa vie amoindrie, diminuée, vivant sur ses souvenirs. À elle de recourir le plus souvent possible à « son » remède pour limiter les dégâts de l'âge et du stress.

## GRAPHITES, LA POTELÉE

• GRAPHITES est un bébé tout **rond**, qui **pleure souvent** et **marche tard**. Ses parents doivent cacher les sucreries car déjà se dessine une **tendance à l'obésité et à la mollesse**. **Impressionnable**, **hypersensible**, l'enfant GRAPHITES cède pourtant parfois à des accès d'autoritarisme.
Pendant ses études, elle est gênée par son **manque de mémoire** mais son souci de **précision** et du respect des **détails** lui procure quelques succès dans les matières scientifiques et les travaux pratiques.
• La puberté est difficile : les règles ont du mal à venir, GRAPHITES est **apathique**, **hypotendue** et son **embonpoint** qu'elle n'arrive pas toujours à juguler rend ses rapports avec les autres jeunes difficiles, parfois douloureux. Sa mère veille à la **régularité de ses selles** sinon elle pourrait bien rester plusieurs jours sans y aller. Au moment de s'orienter dans la vie, elle **hésite**, incapable de choisir réellement, ce qui inquiète ses parents.
• Devenue femme, elle se bat toujours avec son tempérament **hypohormonal**. Au moment des règles, elle se retrouve souvent **aphone** avec parfois des nausées et des éructations (émission d'air par la bouche). Au lever, des **pertes liquides**, comme de l'eau, la précipitent à la salle de bains. Ses **règles très faibles** sont souvent mélangées à de petits caillots noirs. Ses **plantes de pieds** se couvrent parfois de callosités épaisses et boursouflées tandis que **ses ongles durcissent et se déforment**. Sa peau se couvre **d'eczéma** suintant qui la fait souffrir, y compris derrière les oreilles, et lui pose des problèmes dans son travail. Elle aime son mari, mais le couple ne connaît pas le bonheur parfait car GRAPHITES ne parvient pas à dominer son **aversion pour les relations sexuelles**. Elle n'a **pas d'orgasme**, **et son prurit vulvaire** n'améliore pas la situation.
• Elle attend un enfant, ce qui est presque un miracle, compte tenu de la **stérilité** qui frappe souvent les GRAPHITES. Dès le début, son obstétricien lui établit un régime alimentaire précis afin de limiter sa **prise de poids**. Pendant sa grossesse, sa prédisposition **aux fissures et aux ulcérations** suintantes contribue à aggraver les **hémorroïdes** qui sont apparues. Son médecin lui recommande alors de prendre « son » remède car

elle risque d'autres **manifestations cutanées** comme des inflammations de la paupière avec suintement, et il faut toujours penser aux risques **d'obésité**. Après l'accouchement, **l'allaitement** lui pose quelques problèmes, car elle souffre rapidement de **crevasses du sein**. C'est encore son remède qui va l'aider, avec un régime approprié et la reprise du sport, à retrouver une ligne assez compromise. Mais sa **vie sexuelle** ne s'améliore guère. Avec ses enfants elle traverse des **crises d'autorité** : elle cherche à leur imposer des principes de vie ménagère qui confinent à la maniaquerie. À d'autres moments, elle pèche par timidité ou indécision.

• Avec la ménopause, GRAPHITES doit redoubler d'attention pour ne pas prendre de **poids**. Elle se préoccuppe de la **chute de ses cheveux et la sécheresse de sa peau**. L'hygiène alimentaire garde toute son importance, d'autant que GRAPHITES a tendance à souffrir de **gaz intestinaux**. Sa **mémoire** flanche un peu mais elle garde un souci qui devient presque obsessionnel de la **justice**. Son compagnon doit se montrer compréhensif, car son **appétit sexuel**, qui n'a jamais été très grand, diminue encore. Mais c'est encore **l'obésité** qui reste son principal ennemi.

## PHOSPHORUS, L'ESTHÈTE

• Dès sa naissance, PHOSPHORUS est une **charmeuse**. Mince, jolie comme un cœur, elle sourit aux anges dans son berceau. Enfant, elle a **l'élégance** d'une petite fille modèle et sait charmer n'importe quel cercle de famille par ses mimiques et ses **câlins**. Son père aime la faire rire et la **chatouiller**, mais sa maman proteste car ces jeux finissent toujours par des **quintes de toux et des hoquets**. Elle adore **la musique, les couchers de soleil et tout ce qui est beau** et dont on constate qu'elle en ressent la qualité esthétique. Quant aux orages, aux feux d'artifices et autres manifestations inquiétantes comme la nuit et la solitude, ils déclenchent immanquablement une **angoisse** qui montre bien sa réelle fragilité psychologique.

Son pédiatre homéopathe surveille de près le développement de son **squelette** (c'est une enfant longiligne), sa **circulation sanguine** (elle est sujette aux saignements de nez et des gencives), son **système respiratoire** car elle est souvent enrouée, enrhumée ou, pire, atteinte de crises d'asthme. Il a aussi recommandé à ses parents de surveiller son alimentation car elle est prédisposée aux **hépatites**.

• Jeune fille, ses **préocupations esthétiques** lui donnent un ascendant certain sur ses camarades. **Mince**, elle provoque l'envie des jeunes filles qui, à cet âge, cherchent tellement à ressembler aux top modèles ! Mais PHOSPHORUS manque parfois la classe, terrassée par de terribles **crises de foie**. Elle dissimule ces petites faiblesses sous une **élégance** décontractée. Elle sait toujours quel vêtement acheter et quelle coiffure adopter pour être jolie sans être endimanchée. Aimant la **musique** et la peinture, elle pourrait se diriger vers une carrière artistique. Elle a toujours **soif**, ce que sa meilleure amie explique par son goût prononcé pour le **sel**. Quant à ses règles, elles sont **abondantes**, avec un sang rouge vif sans caillots. Juste avant leur venue, elle a **des vertiges**, **des palpitations** et son **anxiété** naturelle s'aggrave.
• Mariée à un homme qui l'admire et la protège à la fois, elle attend un enfant. Elle souffre un peu de **brûlures d'estomac** avec une sensation de **vide**. Elle boit de l'eau glacée pour se soulager et la rejette aussitôt. Par contre, les fameuses nausées des premiers mois ne sont pas plus marquées chez elle que chez une autre femme. PHOSPHORUS transmet à son enfant son sens de la beauté. Elle lui apprend à regarder autour de lui et a installé sa chambre de façon ravissante. Mais elle **s'inquiète parfois un peu trop** pour lui.
Avec son mari, elle a repris une **vie sexuelle normale**, car elle a toujours eu un **grand appétit** dans ce domaine, et partage avec lui le plaisir des **petits dîners gourmets** au restaurant ou à la maison. Mais son homéopathe l'a mise en garde : elle a toujours été très mince, mais elle peut **s'empâter** tout à coup. Elle doit reconnaître que son tour de hanches n'est plus le même et ses **crises de foie** répétées la gênent dans son travail.
• La ménopause la trouve un peu **épaissie**, souffrant de **douleurs dans le dos** dont le médecin lui a dit qu'elles avaient une origine nerveuse. Elle a maintenant des crises plus rapprochées, qui la font souffrir autant **du ventre que du foie**. L'axe principal de ses troubles se situe en effet sur la ligne foie-système génital. Elle tient à se soigner car, par ailleurs, elle garde une **vie sexuelle très active**. Elle commence à moins bien **voir** et ses **palpitations** ont poussé son homéopathe à l'adresser à un spécialiste pour un éléctrocardiogramme. Il la surveille aussi pour prévenir tout risque de **lésion nerveuse**, maladie fréquente chez les PHOSPHORUS. Pour bien vivre cette période de sa vie, PHOSPHORUS se trouvera bien de s'aider de « son » remède, sur le conseil de son médecin.

# INDEX DES SYMPTÔMES ET DES MALADIES

# TABLE DES MATIÈRES

*Impression réalisée sur CAMERON par*
*BRODARD ET TAUPIN*
*La Flèche*

*pour le compte des Éditions Hachette*
*en novembre 1997*

*Imprimé en France*
Dépôt légal : 5324, novembre 1997
N° d'édition : 29690 – N° d'impression : 1584T-5
ISBN : 2-01-236019-X
23-40-6019-03-6